Die Gefahr in unserem Essen!

Wie wir uns freiwillig Tag für Tag vergiften und was wir dagegen tun können!

Ulrich van Eisenbörg

ISBN: 9781097969609

Vorwort

Als ich 25 Jahre alt war, gab es für mich viel interessantere Dinge als Ernährung und Gesundheit. Ich lebte allein in meiner Wohnung in Rotterdam, und arbeitete von Zuhause. Als Anwendungsentwickler musste ich meinen Computer während meines Arbeitstages so gut wie nie verlassen, oft verließ ich ihn nicht einmal zur Mittagspause. Ich bestellte mir Pizza, Kebabs oder fettiges chinesisches Essen nach Hause, und aß an meinem Schreibtisch. An manchen Tagen bestand meine tägliche „Bewegung" darin, zur Wohnungstür zu gehen und das mir gelieferte Essen entgegenzunehmen und von meinem Bett zum Schreibtisch zur Toilette, zum Badezimmer und wieder zurück zu gehen. Wenn ich doch einmal nach draußen ging, um einzukaufen (und mich dabei in fast automatisiert scheinenden Routen mit Fertiggerichten und Tiefkühlwaren eindeckte), Freunde oder meinen Bruder zu besuchen oder – manchmal aus Hunger, manchmal aus Langeweile – eine Filiale einer amerikanischen Fast-Food-Kette besuchte, nahm ich nicht wie viele meiner Landsleute das Fahrrad, sondern setzte mich ohne großes Nachdenken in mein Auto, selbst wenn ich meinen nur zweit Kilometer weg wohnenden Bruder besuchte.

Ich machte mit zu dieser Zeit kaum Gedanken, dass mein Lebensstil schlechte Auswirkungen auf mich haben könnte. Und warum sollte ich auch? Ich war jung, beruflich erfolgreich, hatte keine körperlichen Beschwerden, und war mit meinem Leben auf den ersten Blick zufrieden. Niemand würde mir vorschreiben können, wie man ein gutes Leben führt. Schließlich hatte ich schon lange gelernt, die Kommentare von Freunden und Verwandten zu überhören, denn ich war schon immer schwer gebaut gewesen. Als ich noch ein Kind war, war es üblich gewesen, dass ich während der warmen Jahreszeit mit meinen Eltern und meinem Bruder Fahrradtouren am Wochenende unternahm, durch unser Viertel, hinaus ins Land und manchmal ans Meer. Doch als ich 10 war, starb meine Mutter an den Folgen einer vererbten Stoffwechselerkrankung. Mein Vater wurde depressiv, für ihn, mich und meinen Bruder begann eine schwere Zeit. Ich fuhr immer weniger mit dem Fahrrad und bewegte mich auch sonst kaum mehr als nötig. Mit 27 Jahren wog ich schließlich bei 1,81 Metern 104 Kg.

Auf einer Party lernte ich Irene kennen. Sie war aus Deutschland. Sie war ein Jahr älter als ich, wir verstanden uns einfach super und begannen uns regelmäßig zu treffen. Es war von Anhieb, als hätten wir uns schon ein Leben lang gekannt. Ich war einfach verzaubert von ihrer lockeren Art, ihrem Humor, ihrem Sinn, das Leben mit Unkompliziertheit und einer gesunden Portion Sarkasmus zu nehmen.

Ein Jahr, nachdem wir zusammengekommen waren, zogen wir gemeinsam in Irenes Heimatstadt Dortmund in Deutschland. Ich fand eine neue Stelle bei einem ortsansässigen Unternehmen und versuchte, mich an das Leben in Deutschland zu gewöhnen. Nicht alles, was ich zuhause über Deutschland gehört hatte, stellte sich als wahr heraus. Zwar musste ich mich tatsächlich über einige Deutschen wundern, die selbst bei leergefegter Straße vor dem Überqueren darauf warteten, dass die Fußgängerampel auf grün schaltete, doch andere Vorurteile stellten sich als falsch heraus – ich lernte schnell neue Leute, Freunde und deutsches Essen kennen – leider auch Currywurst, Bier und Windbeutel. Und natürlich gab es auch in Deutschland genug Essen, das ich aus der Heimat kannte – allen voran das amerikanische Fastfood und die fettigen Schnellimbisse. Aber es gab auch niederländisches Essen, dass ich vermisste – holländisches Hutspot mit Klapstuk etwa – Rinderbrust mit gestampften Kartoffeln und Zwiebeln.

Auch Irene war meinen Ess- und Lebensgewohnheiten nicht abgeneigt. Vermutlich war es auch ein Grund, warum wir uns so gut verstanden – Freitagabend fernzusehen und dabei Pizza, Cola und Tiramisu zu bestellen war für uns beide die ideale Freizeitbeschäftigung. Als ich sie kennenlernte, war sie noch etwas pummeliger als ich – es war mir egal, denn ich war sehr verliebt, und noch dazu konnte ich mich mit den Gefühlen identifizieren, die viele schwerere Menschen verspüren, wenn sie rausgehen, wenn sie in der Öffentlichkeit essen, wenn sie vor dem Spiegel stehen. Irene war schon in ihrer Kindheit dick gewesen und hatte gelernt, zu essen, um Frust und schlechtes Gemüt zu verdrängen. Auch ich kannte dieses Gefühl.

Die Zeit verging. Ich wurde befördert und Irene fand einen neuen Job in einem Büro. Ich musste länger arbeiten und nach der Arbeit, sogar am Wochenende, hatten wir weniger und weniger Lust, hinauszugehen. Im Nachhinein betrachtet war es überhaupt keine Überraschung, dass uns die Konsequenzen unseres Lebensstils irgendwann einholen würden. Mit 32 erkrankte Irene an Gelenksarthrose in beiden Knien. Sie erhielt die Diagnose, nachdem ihr schon die Monate zuvor das Gehen über längere Strecken immer schwerer viel. Für uns beide brach eine Welt zusammen, als uns einerseits klargemacht wurde, dass Arthrose im Prinzip nicht heilbar sei, und uns zudem bewusstwurde, dass Übergewicht und Bewegungsmangel begünstigende Faktoren für die Entwicklung der Erkrankung sind. Wie würde es weitergehen? Würde sie mit 35 die Mobilität einer alten Frau haben? Hatte sie sich dieses Schicksal selbst zuzuschreiben, hatte ich eine Teilschuld, weil ich als Partner zu wenig auf ihre Gesundheit geachtet hatte? Wie würde sich das alles auf unsere Beziehung auswirken? Und standen mir selbst vielleicht ähnliche Konsequenzen bevor, wenn ich so weiterleben würde, wie ich es bisher getan hatte?

Als ich Irene einmal ins Krankenhaus gefahren hatte und wir über eine Stunde in einem stickigen Wartezimmer auf einen Arzttermin warteten, kam mir endlich die späte Erkenntnis. Etwas musste sich ändern. Wir konnten beide nicht so weiterleben. In den nächsten Monaten begann ich, viel zu lesen. Ich begann, intensiv über Lebensmittel, Nährstoffe, Diäten, Bewegung und den menschlichen Körper auseinander zu setzen. Ich las im Internet, ich las Bücher, Ratgeberliteratur, Blogs, Foren und ich redete mit vielen Menschen. Die Ergebnisse dieser langen Suche habe ich in diesem Buch niedergeschrieben.

Zunächst eine ganz simple Einführung

Nährstoffe sind Kohlenhydrate, Fette, Proteine, Vitamine und Mineralstoffe. Wir erhalten diese durch unsere Ernährung. Der Körper extrahiert die Substanzen, die zum Aufbau und zur Erhaltung des Körpers benötigt werden. Wenn wir diese Nährstoffe verdauen, erhalten wir die Energie, die wir schon brauchen, um unsere Körper zu bewegen. Mit einer gesunden Ernährung bekommen Sie genügend Nährstoffe. Die "Disk of Five des" [1] Netherlands Nutrition Centre zeigt, welche Nahrungsmittel Sie jeden Tag essen müssen, um genügend Nährstoffe zu erhalten. Eine Ausnahme ist Vitamin D. Erwachsenen ab 50 Jahren wird empfohlen, Vitamin D täglich über Nahrungsergänzungsmittel einzunehmen.

Was ist gesundes Essen?

Obwohl es natürlich gute und weniger gute Ernährungsentscheidungen gibt, ist es eigentlich unmöglich zu bestimmen, ob ein Produkt gut oder schlecht ist, ohne die vollständige Ernährung eines Menschen zu berücksichtigen. Ein ungesunder Happen ist nicht sofort schlecht für Sie und ein paar Salatblätter auf Ihrem Teller machen diese nicht zu einer gesunden Mahlzeit.

Außerdem kann sich etwas vermeintlich "Gesundes", wie eine Hand voll ungerösteter Nüssen oder eine Scheibe Vollkornbrot, für jemanden mit einer Allergie oder Intoleranz als "ungesund" herausstellen.

Daher ist es nicht immer leicht, genau zu wissen, was gesunde Lebensmittel sind und was nicht, und es hängt auch stark von der Person ab. Wir können jedoch einige allgemeine Richtlinien für "gesunde / ungesunde Produkte" aufstellen.

Unvollständige Lebensmittel

Lebensmittel, die nicht oder kaum verarbeitet wurden, sind im Allgemeinen gesünder als verarbeitete Lebensmittel. Viele verarbeitete (Fabrik) Produkte sorgen oft dafür, dass wir zu viel essen und dabei zu wenige Nährstoffe erhalten. Wir nennen das auch unzureichende Ernährung.

Unvollständige Lebensmittel enthalten hauptsächlich leere Kalorien, viel konzentrierten Zucker und Süßstoffe, schädliche (Trans)Fette, E-Nummern und normalerweise wenig bis keine Vitamine, Mineralstoffe, Ballaststoffe, gute Fette und Proteine.

Ihr Körper benötigt täglich verschiedene Nährstoffe (denken Sie dabei an Kraftstoffe, Baustoffe, Transportmittel und Zusatzstoffe wie Vitamine, Mineralien, Fasern und andere Mikronährstoffe), um optimal funktionieren zu können.

Viele unvollständige Lebensmittel enthalten diese wichtigen Nährstoffe nicht und werden sogar von den Herstellern speziell entwickelt, um unsere natürliche Vorliebe für den Verzehr von süßen, salzigen und fetthaltigen Lebensmitteln zu befriedigen. Dies führt dazu, dass wir viel zu viel essen und somit das Risiko erhöhen, übergewichtig zu werden oder unserer Gesundheit zu schaffen. Diese Produkte sind daher am besten eingeschränkt zu verzehren und so weit wie möglich zu vermeiden.

Die Basis eines gesunden Lebens-stils

Im letzten Jahrhundert wurde viel über Ernährung und Gesundheit geforscht, und sogar Wissenschaftler und Forscher stimmen manchmal nicht überein, wenn es um bestimmte Nahrungsmittel und Produkte geht. Die Verwirrung ist verständlich.

Wenn wir jedoch das große Ganze und die Bereiche, in denen Konsens herrscht, betrachten, anstatt uns auf die Bereiche zu konzentrieren, zu denen unterschiedliche Meinungen herrschen, wird es viel einfacher. In der Tat gibt es eine Reihe guter Regeln / Richtlinien, mit denen sich alle einverstanden erklären:

- Essen Sie so viele echte, natürliche Produkte wie möglich.
- Essen Sie viel (grünes) Gemüse, Knollen und Zwiebeln.
- Essen Sie Obst.
- Essen Sie Nüsse, Samen, Samen und andere gesunde Fette.
- Essen Sie genug (pflanzliche) Proteine.
- Sorgen Sie täglich für eine ausreichende Zufuhr von Ballaststoffen, Vitaminen und Mineralien.
- Sorgen Sie für ausreichend Sonnenlicht (Vitamin D).
- Trink genug Wasser.
- Bewegen Sie sich täglich.

Dies sollte die Grundlage für die tägliche Ernährung und den Lebensstil eines jeden sein!

Essen Sie Lebensmittel in ihrer ursprünglichen Form und wählen Sie frische, unverarbeitete Produkte mit möglichst wenigen Zutaten und Zusatzstoffen.

Die übermäßige Verwendung von Ölen, schlechten (Trans)Fetten und vielen verarbeiteten (Fleisch)Produkten kann zu Übergewicht und zu Gesundheitsproblemen verschiedenster Art führen.

Gesunde Lebensmittel haben keine lange Liste von Zutaten, sondern bestehen oft aus einem oder einigen wenigen Bestandteilen und vielen Nährstoffen.

Was ist gesunde Ernährung?

Gesund essen bedeutet vor allem eine natürliche und abwechslungsreiche Nahrung zu sich zu nehmen. Die goldene Regel für eine gesunde Ernährung lautet daher, Abwechslung und Maß zu behalten. Eine gesunde, ausgewogene Ernährung kann viele gesundheitliche Störungen verhindern. Entdecken Sie, wie Ernährung und Lebensstil Ihr Wohlbefinden beeinflussen können.

Die Meinungen über gesunde Ernährung sind sehr unterschiedlich. Zahlreiche Studien drücken Ansichten aus, die sich oftmals widersprechen. Zum Beispiel war das Fett vor Jahrzehnten in Ungnade gefallen, aber heutzutage werden essenzielle Fettsäuren wie Omega-3 und Omega-6 von Ernährungswissenschaftlern empfohlen.

Dass Ernährungswissenschaftler zu so unterschiedlichen Ansichten kommen, ist auch auf ihre unterschiedlichen Forschungsaufgaben zurückzuführen. Unser körperliches Wohlbefinden wird von vielen Dingen beeinflusst, nicht nur von dem, was wir essen. Darüber hinaus sind umfangreiche Untersuchungen der Essgewohnheiten der Menschen teuer und kompliziert.

Oft ist die Forschung auf bestimmte Bereiche beschränkt oder widmet sich nur einer einzigen Zutat, ohne andere Elemente miteinzubeziehen. Es gibt kaum einen wasserdichten Nachweis für positive Wirkungen einzelner Lebensmittel. Deshalb sollten interessierte Laien alle zu nachdrücklichen Versprechungen und Empfehlungen mit einer gesunden Portion Skepsis betrachten.

Gesundes Essen ist nicht für alle gleich.

Ernährungsberatung sollte so unterschiedlich sein wie die Menschen, für die sie geschaffen wurde. Es ist nicht einfach, ideale Ernährungsempfehlungen für eine Einzelperson zusammenzustellen. Nahrungsmittelunverträglichkeiten, unterschiedliche Energiebedürfnisse, genetische Veranlagung, vieles beeinflusst im Einzelfall die Voraussetzungen für eine gesunde Ernährung.

Praktische Anweisungen für gesunde Ernährung

Fünf Tipps für gesundes Essen

Hören Sie auf Ihren eigenen Körper und essen Sie bewusst. Einige einfache Grundsätze können dabei helfen:

Je abwechslungsreicher desto besser. Körner enthalten andere Nährstoffe als Nüsse. Um etwas von allen Vitaminen und Mineralien zu erhalten, müssen nicht immer dieselben Nahrungsmittel auf Ihrem Teller landen. Dies gilt auch für alle Arten von Lebensmitteln: Nudeln, Reis oder Kartoffeln, Kohl, Fenchel oder Spinat, Fleisch, Fisch oder Käse. Die Mischung macht's. Essen Sie bewusst. Wer regelmäßig aus viel Gewohnheit Süßigkeiten oder Käse konsumiert, weiß den Geschmeckt dieser Lebensmittel irgendwann nicht mehr zu schätzen. Genießen Sie diese stattdessen bewusst und Sie werden es nicht bereuen. Wer wenig isst, lebt länger und gesünder.

Nehmen Sie sich Zeit. Nehmen Sie sich ausreichend Zeit zum Essen und auch zur Zubereitung Ihres Essens. Wer vier Stunden am Tag fernsieht, hat natürlich wenig Zeit für gesundes Essen. Wenn Sie jedoch eine halbe Stunde mehr in den Einkauf investieren und beispielsweise einen Bauernmarkt besuchen, können Sie wesentlich mehr und gesünder genießen.

Verwenden Sie natürliche Lebensmittel. Unser Essen sollte so natürlich wie möglich sein. Je weniger es behandelt wurde, desto größer ist die Chance, dass ein Lebensmittel alle wichtigen Komponenten enthält. Fast jede Behandlung reduziert die Menge an wertvollen Inhaltsstoffen. Je frischer und weniger verarbeitet Lebensmittel sind, desto vollständiger sind sie.

Trinken Sie sich gesund! Ein ausgewogenes

Feuchtigkeitsmanagement ist für unsere Gesundheit und unsere Leistungsfähigkeit unerlässlich. Nicht nur körperliche Anstrengung und Schweiß erhöhen den Flüssigkeitsbedarf. Auch beim Nachdenken müssen die Menschen viel trinken, um den Wasserhaushalt im Körper aufrecht zu erhalten, und das nicht nur bei hohen Temperaturen. Kein Wunder, denn Menschen bestehen zu 60% aus Wasser. Ohne ausreichend Flüssigkeit würde unser Blutkreislauf zusammenbrechen, Nährstoffe könnten nicht mehr zu unseren Zellen transportiert werden und wir würden austrocknen. Es ist daher sehr wichtig, den Flüssigkeitshaushalt im Gleichgewicht zu halten.

Schmackhaftes Essen ist die Grundlage jeder gesunden Ernährung:

Änderungen in den Essgewohnheiten brauchen Zeit. Wer von heute auf morgen alles über Bord wirft, kann fast nur scheitern. Passen Sie Ihre Gewohnheiten allmählich an, wenn Sie neue Dinge ausprobieren möchten. Wenn Sie beispielsweise kein Gemüse mögen, sollten Sie ab und zu eine neue Sorte probieren. Dann versuchen Sie aber, den Geschmack eines Lebensmittels bewusst wahrzunehmen, denn so gewöhnt sich Ihr Gaumen schneller daran. Und Essen, das Ihnen schmeckt, muss die Grundlage jeder Diät sein.

Was das Gewicht angeht:

Viele Menschen machen sich erst Sorgen um ihre Ernährung, weil sie mit ihrem Gewicht unzufrieden sind. Kein Wunder. Nach aktuellen Zahlen sind 65% der Männer und etwa die Hälfte aller Frauen übergewichtig. Ein allgemeines anerkanntes Maß für Übergewicht (Fettleibigkeit) ist der Body Mass Index (BMI), ein Verhältnis, das aus Körpergewicht und Körpergröße berechnet wird.

35 Gründe, gesund und abwechslungsreich zu essen

Grund 1: Gesundes Essen ist voll von wichtigen Vitaminen und Mineralstoffe.

Unverarbeitete tierische und pflanzliche Lebensmittel enthalten große Mengen an Vitaminen und Mineralien. Sie brauchen diese, um Ihren Körper optimal arbeiten zu lassen, also letztendlich für eine gute Gesundheit. Nicht nur für Ihre körperliche, sondern auch Ihre psychische Gesundheit.

Nur ein paar kleine Beispiele:

Eine Portion (über 200 Gramm) rote Paprika, Broccoli oder Orangenscheiben enthält mehr als 100% der empfohlenen Tagesdosis (RDA) an Vitamin C. Dies ist ein sehr wichtiges Antioxidans.

Eier und Leber enthalten beispielsweise viel Cholin, einen Nährstoff, der für die korrekte Funktion des Gehirns unerlässlich ist.

Und nur eine Walnuss liefert Ihnen beispielsweise bereits die empfohlene Tagesdosis (RDA) für Selen.

Natürlich gibt es viele andere Beispiele, aber es ist nicht nötig, jetzt alle aufzuzählen. Ich denke, Sie verstehen, was ich sagen will.

In der Tat bedeutet gesunde Nahrung, dass Sie das zu sich nehmen, was Sie brauchen, um genügend Vitamine, Mineralien und andere wichtige Nährstoffe zu erhalten.

Im Gegensatz zu Nahrungsergänzungsmitteln ist eine Überdosierung von Vitaminen und Mineralstoffen aus natürlichen Nährstoffen praktisch unmöglich. Mit Nahrungsergänzungsmitteln ist dies möglich, da diese sehr konzentriert sind.

Grund 2: Gesundes Essen enthält sehr wenig Zucker.

Es ist allgemein bekannt, dass die Zunahme eines Überschusses an Zucker und zuckerhaltigen Lebensmitteln eine erhöhte Wahrscheinlichkeit für Übergewicht oder Adipositas, Insulinresistenz, Typ-2-Diabetes, Fettleber und Herz-Kreislauf-Erkrankungen mit sich bringt.

Im Allgemeinen enthält eine gesunde Ernährung relativ wenig Zucker. Wenn sie viel Zucker enthält, wird sie immer mit Ballaststoffen und anderen Nährstoffen kombiniert, die den Blutzuckerspiegel auf natürliche Weise regulieren.

Ein Beispiel: Obst enthält relativ viel Zucker, aber auch Ballaststoffe und Wasser. Dadurch ist es weniger konzentriert als beispielsweise Fruchtsäfte. Sie benötigen mehrere Orangen, um ein einziges Glas Orangensaft herzustellen. Orangensaft ist also konzentriert und die Fasern der Orange sind weitgehend entfernt. Daher ist es besser, ganze Orangen, statt Orangensaft zu sich zu nehmen.

Grund 3: Gesundes Essen ist gut fürs Herz.

Eine gesunde Ernährung besteht aus vielen Antioxidantien und anderen wichtigen Nährstoffen, einschließlich Magnesium und gesunden Fetten. Diese Substanzen unterstützen die Gesundheit Ihres Herzens. Darüber hinaus kann eine gesunde Ernährung auch dazu beitragen, Entzündungen zu begrenzen. Entzündungen verursachen alle Arten von Störungen im Körper, einschließlich Herz-Kreislauf-Erkrankungen.

Grund 4: Gesundes Essen ist gut für die Umwelt.

Die Weltbevölkerung wächst stetig und damit steigt auch die Nachfrage nach Nahrungsmitteln.

Die Produktion von Lebensmitteln, die Milliarden von Menschen ernähren müssen, hat jedoch erhebliche Auswirkungen auf die Umwelt. Dies ist vor allem auf die steigende Nachfrage nach Treibstoff, die Produktion von Treibhausgasen und Verpackungen zurückzuführen, die auf Mülldeponien landen.

Andererseits kann die Entwicklung nachhaltiger Systeme, die auf gesunden Lebensmitteln basieren, zur Verbesserung der Gesundheit unseres Planeten beitragen, indem der Energiebedarf und die Erzeugung nicht biologisch abbaubarer Abfälle reduziert werden.

Grund 5: Gesunde Lebensmittel enthalten viele Ballaststoffe.

Ballaststoffe haben viele gesundheitliche Vorteile. Sie haben das Gefühl, gesättigter zu sein, während Sie weniger Kalorien zu sich nehmen, und Ihre Verdauung und Ihr Stoffwechsel verbessern sich ebenfalls. Lebensmittel wie Avocados, Chiasamen, Leinsamen und Blaubeeren haben, genau wie Bohnen und Hülsenfrüchte, einen besonders hohen Ballaststoffgehalt.

Ballaststoffe, wie wir sie in einer gesunden Ernährung finden, sind viel gesünder als Ballaststoffe aus Nahrungsergänzungsmitteln oder verarbeiteten Lebensmitteln mit zusätzlichen Ballaststoffen.

Grund 6: Gesundes Essen hilft, den Blutzuckerspiegel im Gleichgewicht zu halten

Laut der International Diabetes Federation gibt es weltweit mehr als 400 Millionen Menschen, die an Diabetes leiden. Laut der Statistik wird sich diese Zahl innerhalb von 25 Jahren auf 600 Millionen erhöhen. Eine Diät, die aus vielen pflanzlichen Lebensmitteln mit Ballaststoffen und unverarbeiteten Lebensmitteln besteht, könnte den Blutzuckerspiegel bei Diabetikern und bei Menschen, die vielleicht in Zukunft daran erkranken, besser ausgleichen.

In einer 12-wöchigen Studie folgten Personen mit Diabetes oder Prädiabetes einer paläolithischen Diät, die aus frischem Fleisch, Fisch, Obst, Gemüse, Eiern und Nüssen bestand. Die Ergebnisse waren erstaunlich: Es wurde eine Senkung des Blutzuckers um nicht weniger als 26% festgestellt

Grund 7: Gesundes Essen ist gut für die Haut.

Eine gesunde Ernährung trägt nicht nur zur allgemeinen Gesundheit bei, sondern auch dazu, die Haut gesund zu halten.

Zum Beispiel schützen dunkle Schokolade und Avocados Ihre Haut vor dem schädlichen Einfluss der Sonne.

Studien weisen darauf hin, ein erhöhter Verzehr von Gemüse, Fisch, Bohnen und Olivenöl dazu beitragen kann, Falten, Elastizitätsverlust der Haut und andere altersbedingte Hautveränderungen zu reduzieren.

Der Wechsel von einer westlichen Diät, die aus vielen verarbeiteten Lebensmitteln besteht, zu einer Diät, die auf einer gesunden Ernährung basiert, kann dazu beitragen, Akne zu reduzieren oder sogar zu verhindern.

Grund 8: Gesundes Essen hilft, die Triglyceride zu reduzieren.

Die Triglyceridmenge in Ihrem Blut wird stark durch die Nahrungsaufnahme beeinflusst.

Wenn Sie Zucker und raffinierte Kohlenhydrate essen, steigt der Tryglyceridspiegel an. Der beste Weg, diesen Trend umzukehren, besteht darin, den Verbrauch von verarbeiteten und zuckerhaltigen Lebensmitteln drastisch zu reduzieren. Darüber hinaus wird Ihr Triglyceridspiegel durch den Verzehr von fettem Fisch, magerem Fleisch, Gemüse und Nüssen erheblich reduziert.

Grund 9: Gesundes Essen ist vielfältig.

Es kann auf Dauer langweilig werden, jedes Mal das gleiche Essen zu sich zu nehmen. jeden Tag eine Pizza? Oder einen Big Mac? Es ist sicher für ein paar Tage lecker, aber es wird sehr schnell langweilig. Es ist viel gesünder, unterschiedliche Arten von Lebensmitteln in Ihre Ernährung zu integrieren, um diese abwechslungsreich zu machen.

Es gibt unzählige Möglichkeiten, gesunde Ernährung zu variieren. Denken Sie nur an alle Gerichte, die Sie mit allen Varianten von Fleisch, Fisch, Milch, Gemüse, Obst, Nüssen, Hülsenfrüchten, Vollkorn und Samen kombinieren können.

Probieren Sie regelmäßig neue Speisen aus, die Sie noch nie gegessen haben, die aber schön und wohlschmeckend aussehen. Probieren Sie etwa Kiwis, Chiasamen, Organfleisch, Kefir oder Quinoa zu essen.

Wenn Sie dies jede Woche tun und etwas neues essen, werden Sie feststellen, dass Ihre Ernährung abwechslungsreicher wird und Sie viele Speisen zu Ihrer Liste an Lieblingsgerichten hinzufügen können.

Grund 10: Gesundes Essen ist längerfristig günstiger.

Es ist eine Tatsache, dass gesunde Lebensmittel teurer sind als verarbeitete Lebensmittel, zumindest wenn man sich die Preisschilder im Supermarkt anschaut.

Eine Analyse von 27 Studien aus zehn Ländern aus dem Jahr 2013 ergab, dass gesunde Lebensmittel im Durchschnitt um 1,25 Euro pro 2.000 Kilokalorien teurer sind als verarbeitete Lebensmittel.

Auf lange Sicht ist dieser Unterschied jedoch minimal, wenn Sie die Kosten chronischer Erkrankungen wie Diabetes und Fettleibigkeit berücksichtigen. Beispielsweise zeigte eine Studie aus dem Jahr 2012, dass Menschen mit Diabetes mehr als doppelt so viel Geld für aus medizinischen Gründen ausgeben als Menschen ohne Diabetes.

Grund 11: Gesunde Ernährung besteht aus vielen gesunden Fetten.

Im Gegensatz zu Transfetten und gesättigten Fetten, wie sie in Pflanzenölen und verarbeiteten Produkten vorkommen, sind die ungesättigten Fette aus natürlichen Lebensmitteln gesund. Das bedeutet nicht, dass Sie keine gesättigten Fette essen dürfen, da diese ebenfalls eine Funktion in Ihrem Körper haben. Der Schwerpunkt sollte jedoch auf ungesättigten Fettsäuren liegen.

Im Gegensatz zu Transfetten und verarbeiteten Fetten, die in pflanzlichen Ölen und Aufstrichen enthalten sind, sind natürliche Fette äußerst gesund.

Olivenöl ist beispielsweise eine gute Quelle für Ölsäure, ein einfach ungesättigtes Fett, das die Gesundheit des Herzens fördert. Kokosnussöl enthält Triglyceride, die dafür bekannt sind, die Fettverbrennung zu steigern und somit den Gewichtsverlust zu fördern.

Langkettige Omega-3-Fettsäuren helfen gegen Entzündungen und schützen die Herzgesundheit. Fetthaltige Fische wie Lachs, Hering und Sardinen sind perfekten Quellen für diese Fette.

Andere gesunde Nahrungsmittel, die viele gesunde Fette enthalten, sind Avocados, Nüsse, Samen und Vollmilch.

Grund 12: Gesunde Ernährung reduziert das Risiko für verschiedene Krankheiten und Gesundheitsstörungen

Wenn Ihre gesunde Ernährung zu einem Teil Ihres Lebensstils wird, kann sie das Risiko für verschiedene chronische Krankheiten stark verringern.

Ernährungsgewohnheiten, die auf reinen, unverarbeiteten Lebensmitteln basieren, können das Risiko von Herzkrankheiten, Diabetes und metabolischen Syndromen reduzieren. Darüber hinaus haben mehrere große Beobachtungsstudien eine Verbindung von ausgewogener Ernährung aus viel Obst und Gemüse mit einem geringeren Risiko für Krebs und Herz-Kreislauf-Erkrankungen nachgewiesen.

Grund 13: Gesundes Essen enthält Antioxidantien. Antioxidantien sind Substanzen, die helfen, freie Radikale zu bekämpfen, das sind instabile Moleküle, die die Körperzellen schädigen können. Antioxidantien können diese freien Radikale entschärfen und auf natürliche Weise entfernen.

Antioxidantien sind in vielen gesunden Lebensmitteln fast serienmäßig enthalten, einschließlich vieler Arten von Gemüse, Beeren und Nüssen. Aber auch Rotwein enthält wichtige Antioxidantien.

Darüber hinaus enthalten bestimmte Tierfuttermittel wie Fisch und Eier Antioxidantien.

Grund 14: Gesundes Essen ist gut für den Darm.

Das Essen von gesunden Lebensmitteln kann für die Darmflora, die große Menge an guten Bakterien, die in Ihrem Darm leben, von Vorteil sein.

Es ist eine Tatsache, dass gesunde Nahrung als Probiotika fungieren kann, die diese Darmflora für einen regelmäßigen und festen Stuhlgang gesund halten.

Natürlich gibt es alle möglichen Substanzen auf dem Markt, um Ihre Darmflora gesünder zu machen und zu erhalten, aber wenn Sie sich gesund und abwechslungsreich ernähren, brauchen Sie diese Probiotika nicht mehr.

Grund 15: Gesundes Essen kann Überessen verhindern.

Verarbeitete Lebensmittel und Junk-Food haben die lästige Eigenschaft, dass Sie immer zu viel davon essen. Dies ist insbesondere für Menschen, die bereits übergewichtig sind, ein Problem. Und das hat einen Grund: Durch die Zugabe aller Arten von Süßungsmitteln wird Ihr Körper immer nach mehr verlangen. Es ist natürlich kein Zufall, sondern ein vorgefasstes Ziel der Lebensmittelindustrie.

Gesunde Lebensmittel enthalten diese Zusatzstoffe nicht, was bedeutet, dass Sie diese normal essen können, ohne ein unangenehmes Gefühl in Ihrem Magen zurückbleiben zu lassen, weil Sie zu viel gegessen haben.

Grund 16: Gesundes Essen ist besser für die Zähne. Gesunde Zähne können eine weitere positive Folge einer Lebensweise mit einer gesunden Ernährung sein, bei der Sie wenig Zucker und raffinierte Kohlenhydrate essen.

Zucker und raffinierte Kohlenhydrate fördern die Karies, indem sie die Bakterien füttern, die letztendlich Plaque verursachen. Die Kombination von Zucker und Säure in Erfrischungsgetränken verursacht auch Karies.

Käse kann helfen, Hohlräume zu vermeiden, indem der pH-Wert (Säuregehalt) im Mund erhöht und der Zahnschmelz gehärtet wird. Eine Studie zeigte sogar, dass der Verzehr von Käse die Stärke des Zahnschmelzes bei Menschen mit eingeschränkter Speichelproduktion aufgrund einer Chemotherapie signifikant verbesserte.

Grund 17: Gesunde Ernährung kann Zuckersucht verhindern.

Eine auf einer gesunden Ernährung basierende Diät kann auch das Verlangen nach Süßigkeiten wie Kuchen und Keksen verringern.

Wenn Ihr Körper daran gewöhnt ist, reine, unverarbeitete Nahrung zu sich zu nehmen, wird das Verlangen nach Süßigkeiten immer seltener und verschwindet schließlich ganz.

Wenn Sie den Verzehr von verarbeitetem und zuckerhaltigem Lebensmittel deutlich reduzieren oder ganz vermeiden, werden Ihre Geschmacksknospen lernen, gesunde Lebensmittel mehr zu schätzen. Ihre Geschmacksknospen werden auch längerfristig den Geschmack von Süßigkeiten nicht mehr zu schätzen wissen.

Grund 18: Gesunde Lebensmittel sind für Ihre Umwelt ansteckend.

Indem Sie gesund und abwechslungsreich essen, helfen Sie sich nicht nur, einen gesunden Körper zu bekommen, sondern Sie helfen auch den Menschen in Ihrer Umgebung, indem Sie mit gutem Beispiel vorangehen. Betrachten Sie zum Beispiel Ihre Kinder: Am Anfang mag es seltsam sein, „nur" gesund zu essen, aber danach werden auch Kinder feststellen, dass diese Ernährungsweise Spaß machen kann.

Auf diese Weise lehren Sie Ihre Kinder auf spielerische Weise, dass es normal ist, gesundes und abwechslungsreiches Essen zu sich zu nehmen und zuckerhaltiges Essen mehr zu vermeiden.

Man hat gelernt, zu viel Zucker zu essen, und somit kann man es auch wieder verlernen!

Grund 19: Gesunde Ernährung verlagert Ihren Fokus.

Wenn Sie immer daran denken, dass Sie eine Diät befolgen, werden Nahrung und Ernährung auf eine Zahl auf der Waage reduziert, auf eine Summe von Kalorien. All diese Arithmetik hindert Sie daran, das Essen zu genießen, es wertzuschätzen.

Ernährung ist viel mehr als eine Diät. Gesundes Essen ist ein Lebensstil. Ein Lebensstil, wie er es sein sollte. Wie früher, als es noch keine Zivilisationskrankheiten wie Diabetes und Herz-Kreislauf-Erkrankungen gab.

Wenn Sie sich auf gesunde und abwechslungsreiche Ernährung konzentriert haben, denken Sie nicht mehr an eine Diät. Sie zählen nicht mehr, bevor Sie den Löffel in den Mund nehmen. Sie genießen das Essen. Die gesunde Nahrung, die Ihnen einen gesünderen Körper verschafft. Und das Gewicht? Keine Sorge, denn das ist ein angenehmer Nebeneffekt.

Grund 20: Gesunde Ernährung unterstützt lokale Bauern.

Gehen Sie zum örtlichen Bauernmarkt und kaufen Sie dort Ihr Gemüse und Fleisch frisch. Das ist nicht nur viel schöner und lustiger, sondern Sie unterstützen damit die Bauern vor Ort. Übrigens: Sie werden Lebensmittel nirgendwo frischer als auf dem Markt finden. Und in vielen Fällen ist es auch billiger.

Grund 21: Gesundes Essen ist einfach sehr lecker.

Abgesehen von all den Gründen für gesundes Essen schmeckt es einfach sehr lecker.

Der gute Geschmack von frischen, unverarbeiteten Lebensmitteln lässt sich nicht abstreiten. Wenn Ihre Geschmacksknospen einmal an gesundes und frisches Essen gewöhnt sind, werden Sie nicht mehr verstehen können, warum Sie einmal das ganze verarbeitete Junk-Food so sehr geliebt haben.

Grund 22: Gesundes Essen macht Sie glücklicher. Es ist bekannt, dass alle chemischen Zusatzstoffe und Transfette in verarbeiteten Lebensmitteln Ihr Gehirn beeinflussen.

Es gibt einen Grund, weshalb Menschen, die viel Junk-Food essen, eine wesentlich höhere Chance haben, an Depressionen zu erkranken oder Verstimmungen zu haben.

Immer wieder stellt die Forschung fest, dass die Nährstoffe aus gesunden und frischen Lebensmitteln wie Kreatin, Omega-3-Fettsäuren und Vitamin D die Stimmung verbessern und die Wahrscheinlichkeit einer Depression minimieren.

Grund 23: Gesundes Essen kann Sie schlauer machen.

Viele Studien haben seitdem gezeigt, dass der Verzehr von viel Junk-Food Ihre kognitiven Fähigkeiten einschränken kann. Noch schlimmer: Langfristig können Ihre kognitiven Fähigkeiten (darunter die Wahrnehmungsfähigkeit und das Gedächtnis) geschädigt werden!

Insbesondere Omega-3-Fettsäuren aus einem gesunden Lebensmittel wie fettreichem Fisch, Nüssen und Avocados unterstützen hingegen die Gehirnfunktionen. Das Ergebnis: eine optimale Nutzung des Gehirns.

Grund 24: Eine gesunde Ernährung sorgt dafür, dass Sie besser schlafen können.

Einerseits wird eine gute Nachtruhe dazu beitragen, dass Ihre Ernährung gesund bleibt. Gleichzeitig aber können Sie durch den Verzehr von gesunden und abwechslungsreichen Lebensmitteln besser schlafen. Das eine ist daher in einem Teufelskreis mit dem anderen verbunden. Wenn Sie die harmonische Beziehung unterbrechen, zum Beispiel, indem Sie einige Tage zu wenig schlafen, werden Sie dies sofort an Ihrem Essverhalten bemerken. Der Teufelskreis wird gebrochen, indem Sie sich gesund ernähren und auf gesunden Schlaf achten.

Grund 25: Gesundes Essen trägt dazu bei, dass Ihre Brüste gesund bleiben.

Untersuchungen der Zusammenhänge zwischen Ernährung und Krebs haben gezeigt, dass Pilze beispielsweise helfen, den Östrogenspiegel zu kontrollieren.

Ein gutes Gleichgewicht an Östrogen ist wichtig, um Brustkrebs und insbesondere hormonabhängigen Tumoren vorzubeugen.

Ein noch stärkerer Effekt von Pilzen scheint es zu sein, dass sie die Fähigkeit besitzen, die weitere Entwicklung eines vorhandenen Tumors stark zu hemmen.

Grund 26: Gesundes Essen hilft, Stress abzubauen.

Gesunde Ernährung hat einen großen Einfluss auf die Menge an Glückshormonen wie Serotonin und Dopamin und darüber hinaus auch auf Stresshormone wie Cortisol und Adrenalin. Ein gutes Beispiel: Eine Studie des American College of Cardiology aus dem Jahr 2014 hat gezeigt, dass Personen, die zu einer gefälschten Befragung eingeladen wurden und dunkle Flavonoid Schokolade gegessen hatten, während des Interviews einen niedrigeren Adrenalinspiegel hatten.

Grund 27: Gesundes Essen bekämpft Entzündungen.

Entzündungen bilden oft die Grundlage für alle Arten von Erkrankungen: von Stress bis zu Gedächtnisstörungen, von Herz-Kreislauf-Erkrankungen bis hin zu Krebs.

Laut einer im American Journal of Clinical Nutrition veröffentlichten Studie kann eine Entzündung drastisch reduziert werden, indem beispielsweise Vollkornprodukte anstelle von raffinierten Körnern verzehrt werden. In der Testgruppe fiel der Gehalt an C-reaktivem Protein stark ab. Das Vorhandensein dieses Proteins ist ein sehr wichtiger Indikator für das Auftreten von Entzündungen im Körper.

Grund 28: Gesunde Ernährung verbessert Ihre Widerstandskraft.

Verbringen Sie Ihre Zeit oft im Bett, weil Sie krank sind, wenn Sie lieber ausgehen und lustige Dinge tun würden? Dann ist es höchste Zeit, dass Sie Ihre Ernährung anpassen.

Grund 29: Gesundes Essen hält Sie stark.

Der Verzehr von nahrhaften (und vor allem eiweißreichen) Lebensmitteln ist entscheidend, wenn Sie Ihre Muskeln stark halten möchten.

Wenn Sie Ihre Muskeln in einem jungen Alter stark und gesund halten, ist die Chance, dass Sie mit 80 die eine Treppe noch so schnell besteigen können, wie Sie es jetzt können, viel größer.

Um Ihre Muskeln stark zu halten, sollten Sie zu jeder Mahlzeit zwischen 25 und 35 Gramm Protein zu sich nehmen. Zur Information: Eine Schüssel, die mit griechischem Joghurt gefüllt ist, besteht aus etwa 23 Gramm Eiweiß, und eine Portion (mageres) Huhn mit mehr als 100 Gramm enthält etwa 26 Gramm Eiweiß.

Grund 30: Gesundes Essen sorgt für gesunde Nachkommen.

Natürlich hat Ihre Ernährung einen direkten Einfluss auf das Baby, das in Ihrem Bauch wächst. Ein Baby im Mutterleib isst und trinkt, was immer Sie als Mutter essen und trinken. Aber dies sind nicht die einzigen Momente, in denen sich Ihre Ernährung auf die Gesundheit Ihres Kindes auswirkt.

Ihre Ernährung in jüngeren Jahren hat auch einen direkten Einfluss auf die eigene Fruchtbarkeit und die Gesundheit zukünftiger Kinder.

Grund 31: Gesunde Ernährung verhindert vorzeitige Osteoporose.

Osteoporose wird auch als Knochenschwund bezeichnet: ein Prozess, dem sich niemand entziehen kann. Wenn Sie älter werden, werden Ihre Knochen schwächer und Sie haben eine erhöhte Chance für unangenehme Knochenbrüche. Daran können Sie grundsätzlich nichts ändern.

Sie können jedoch versuchen, diesen Knochenverlust so weit wie möglich zu verzögern. Insbesondere Calcium, Vitamin D, Kalium und Vitamin C sind wichtige Nährstoffe, um Ihre Knochen stärker zu machen.

Je jünger Sie etwas dagegen unternehmen, zum Beispiel durch gesundes Essen, desto länger können Sie Osteoporose aufschieben.

Grund 32: Gesundes Essen verlängert Ihr Leben. Falls es an dieser Stelle noch nicht klar geworden ist: Alle diese Vorteile führen letztendlich zu einem längeren Leben. Aber damit hört es nicht auf. Länger zu leben ist schön, aber natürlich wünscht man sich, dass man bei relativ guter Gesundheit lebt. Und genau das erreichen Sie mit gesünderen Lebensmitteln: Sie leben länger gesund. Wer will das nicht?

Grund 33: Gesundes Essen macht Sie produktiver. Gesunde Ernährung sorgt dafür, dass Sie sich nicht nur körperlich besser fühlen, sondern auch Ihre geistige Gesundheit ankurbeln. Körperliches und geistiges Wohlbefinden führt zu einer besseren Konzentration. All diese Elemente sorgen dafür, dass Sie letztendlich produktiver werden.

Es gab sogar eine (amerikanische) Studie, die zeigte, dass Menschen mit einem gesunden Lebensstil bis zu 66% produktiver waren als ihre Kollegen, die jeden Tag mit Ihrem Auto den Drive-In besuchten.

Okay, die amerikanische Studie vergleicht vielleicht zwei Extreme, aber sie zeigt dennoch auf, dass ein gesunder Lebensstil tatsächlich etwas bewirken kann.

Grund 34: Gesunde Ernährung hilft, Augenproblemen vorzubeugen.

Ihre Ernährung spielt eine wichtige Rolle bei der Vorbeugung gegen zwei häufige Augenerkrankungen: Katarakte (grauer Star) und altersbedingte Makuladegeneration. Die Augen sind in der Tat sehr empfindlich gegenüber Schäden durch freie Radikale, eine Substanz, die durch Antioxidantien aus einer gesunden Ernährung bekämpft werden. Es wird empfohlen, Nahrungsmittel mit vielen Antioxidationsmitteln wie Kräutern und Gewürzen, Rotwein, Gemüse und grünem Tee zu sich zu nehmen.

Grund 35: Gesundes Essen gibt Ihnen Energie.

Indem Sie sicherstellen, dass Sie gesunde Fette und Eiweiß zusammen mit (unverarbeiteten) Kohlenhydraten zu sich nehmen, können Sie verhindern, dass Ihr Blutzuckerspiegel schwankt, und Sie können Ihren Energielevel den ganzen Tag über auf einem Maximum halten. Letztendlich werden Sie den ganzen Tag viel mehr Energie haben!

Essen Sie täglich einige pflanzliche Lebensmittel

Essen Sie täglich Kräuter und Gewürze. Stress erzeugt mehr freie Radikale und wir brauchen mehr Antioxidantien, um diese unschädlich zu machen. Kräuter und Gewürze sind unsere wichtigsten Helfer, noch wichtiger als Obst und Gemüse.

Essen Sie täglich verschiedene Sorten Obst und Gemüse. Jede Sorte hat einen eigenen Typ von Schutzsubstanzen und damit auch ein eigenes "Zielorgan" in unserem Körper.

Verzehren Sie keinen Zucker und raffinierten Kohlenhydrate, sondern nur mäßig langkettige Kohlenhydrate und die natürlichen Zucker aus Obst.

Stellen Sie sicher, dass Ihre Ernährung aus reichlich Mineralien besteht, indem Sie zum Beispiel raffiniertes Salz durch keltisches Meersalz ersetzen oder Algen essen. Algen sind sehr mineralstoffreich und unser wichtigstes Anti-Stress-Mineral Magnesium ist in Algen in großer Dosis enthalten.

Stresshormone werden aus Aminosäuren (d.h. Proteinen) hergestellt. Stellen Sie daher sicher, dass Sie so viele Proteine wie möglich zu sich nehmen. Gute, vollwertige pflanzliche Proteine sind beispielsweise enthalten in: Avocados, Lupine und Quinoa; aber auch Kohlköpfe enthalten viele Proteine. Von den tierischen Proteinen ist ein Ei das vollständigste Protein, das wir kennen. Die Variation der Proteine ist sicherlich wichtig, wenn Sie einen höheren Proteinbedarf haben. Suchen Sie deshalb nicht nur in tierischen Proteinen nach der Lösung.

Kümmern Sie sich täglich um Ihre Darmbakterien, indem Sie zum Beispiel gegorene Lebensmittel essen, aber auch viele gesunde Ballaststoffe. Während Phasen des Stresses kann die Menge an guten Darmbakterien drastisch abnehmen, mit allen negativen Konsequenzen für die Aufnahme von Nährstoffen und für Ihre allgemeine Gesundheit. Viele Leute denken, dass Getreide / Brot die richtigen Fasern für unseren Darm enthalten. Aber unsere gesunden Darmbakterien brauchen vor allem andere Fasern:

- Inulin: in Topinambur, Knoblauch, Zwiebeln, Lauch, Chicorée, Pfeilwurzeln, Pastinaken, Süßkartoffeln, Artischocken;
- Pektin: in geriebenem Apfel, Zitrusfrüchten und Schale;
- Arabinogalactane: in Tomaten-, Karotten-, Kokos- und Kokosnussmehl, Kurkuma, Salbei, Heilpilzen, schwarzen Bohnen.
- Der Vorteil ist, dass Sie auf diese Weise eine größere Variation der Fasern zu sich nehmen, als wenn Sie lediglich Fasern e aus Brot und Nudeln aufnehmen.

Was sind die besten Küchentipps für tägliches gesundes Kochen?
Die besten Küchentipps habe ich oben schon erwähnt. Es sind nicht besonders schwierige, aber hochwirksamen Gewohnheiten, die Ihre allgemeine Gesundheit fördern können, egal ob Sie mit Stress zu kämpfen haben oder nicht. Und wenn es mit gesundem Essen nicht so funktioniert? Dann können Sie Ihr Essen leicht "pimpen":

Stellen Sie sicher, dass Sie immer einige Samen für die Mahlzeiten bereit haben.

Stellen Sie sicher, dass Sie immer frische Kräuter zu Hause haben. Sie können schon auf einem Quadratmeter eine Reihe gesunder anbauen. Und noch dazu etwas Salat. Auf diese Weise können Sie schon eine Packung Fertigsuppe aufwerten. Allein dadurch, dass Sie etwas Gemüse dazugeben.

Vergewissern Sie sich, dass Sie mindestens zweimal täglich Gemüse essen. Vorzugsweise etwas öfter, aber mindestens zweimal. Also immer eine Suppe oder einen Salat zu Mittag essen.

Fügen Sie einem Smoothie, einer Suppe oder einem Salat immer einen Schuss gesundes Öl hinzu.

Wie koche ich besonders vitaminschonend?
Indem Sie Gemüse erst in bereits kochendes Wasser legen; durch Dämpfen von Gemüse statt Kochen; durch das Kochen von Gemüse, bis es al dente ist; durch den Kauf von unverpacktem frischem Gemüse; durch den Verzehr von rohem Gemüse, und den Verlust von Vitaminen zu vermeiden.

Was kann ich beim Einkaufen beachten?
Einkaufen kann in der Theorie sehr einfach sein:
Kaufen Sie frische, unverarbeitete Produkte mit keinen oder fast keinen Angaben auf dem Etikett. Entweder weil diese Produkte nicht verpackt ist oder weil keine zugefügten Substanzen enthalten sind. Dann können wir

gesunde Fette, reichlich Kräuter und Gewürze sowie gesundes Salz hinzufügen und wieder "Chefkoch unseres eigenen Topfes" werden. Ein Brot kann auch nur mit Mehl, Salz und Hefe / Sauerteig leicht zubereitet werden. Auf dem Etikett sollte also nicht mehr stehen als unbedingt nötig.

In den Niederlanden isst jede Person durchschnittlich 32 kg Zucker im Jahr, der allergrößte Teil davon ist (verborgen) in Produkten enthalten. In Deutschland beträgt dieser durchschnittliche Zuckerkonsum sogar 35 kg [2]. Aus diesem Grund sollten wir auf Produkte mit Zutaten verzichten, die mit der Endung -ose enden. Also alles mit Glukose, Fruktose, Maltose, Dextrose etc.

Was ist das größte Missverständnis, wenn es um gesundes Essen und gesundes Kochen geht?

Ich glaube, die Leute glauben immer noch, dass "gesund" und "schmackhaft" nicht zusammenpassen. Viele wissen nicht, dass gesundes Essen und kulinarischer Genuss in einer Art, sich zu ernähren, vereint werden können.

Was ist der schlimmste Fehler, den Sie machen können, wenn es um gesundes Essen und gesundes Kochen geht?

Dass Sie aus sehr gesundem Essen beim Kochen etwas sehr Ungesundes machen. Das muss zwangsläufig noch kein irreparabler "Fehler" sein, aber es ist dennoch schade. In bestimmten Fällen kann der Fehler auch gravierendere Konsequenzen haben wie z. B. beim Frittieren von fettem Fisch oder dem Erhitzen von Leinsamen bei hohen Temperaturen, wodurch die wertvollen Omega-3-Fettsäuren oxidieren.

Man kann auch oft sehen, dass alle Arten von Speisen bei viel zu hohen Temperaturen zubereitet werden. Zum Beispiel beim Braten von Fleisch bis sich dieses schwarz färbt, wodurch Nitrosamine entstehen.

Tipps, um gesünder zu essen

- Essen Sie abwechslungsreich. Sie benötigen ungefähr 50 verschiedene Nährstoffe für eine gute Gesundheit und kein Gericht liefert sie alle. Variieren Sie also, was Sie essen, damit Sie Ihrem Körper alle wichtigen Nährstoffe zuführen können. Ihre tägliche Ernährung sollte hauptsächlich aus Vollkornprodukten, Obst, Gemüse und Milchprodukten bestehen. Essen Sie bis vier Mal pro Woche Fleisch, Geflügel oder Fisch drei (vorzugsweise zweimal pro Woche Fisch) oder andere proteinreiche Nahrung. An den anderen Tagen essen Sie Suppe oder Salate.

- Genießen Sie Obst und Gemüse. Versuchen Sie 2x täglich Obst zu essen und variieren Sie die Sorten. Versuchen Sie auch, täglich 200 Gramm Gemüse zu essen. Wenn Ihnen ein bestimmtes Gemüse nicht schmeckt probieren Sie es noch einmal, aber fügen Sie es beim nächsten Mal in ein neues Gericht ein, damit Sie sich langsam an den Geschmack gewöhnen können. Zum Beispiel können Sie das Gemüse in Ihrer Nudelsoße variieren.

- Passen Sie die Portionsgröße an. Bereiten Sie nicht zu viel Essen zu und / oder essen Sie nicht alles von dem, was Sie zubereitet haben. Nehmen Sie niemals mehr als 1 Stück Fleisch zu sich, essen Sie 3 kleine Kartoffeln oder 75 bis 100 Gramm Reis (1 Kaffeetasse enthält 200 Gramm) oder Nudeln. Stellen Sie sicher, dass Sie genug Gemüse essen. Wenn Sie nach dem Essen immer noch hungrig sind, essen Sie nur mehr Gemüse.

- Essen Sie regelmäßig. Das Auslassen von Mahlzeiten kann dazu führen, dass Ihrem Körper Nährstoffe fehlen. Wenn Sie wieder mit dem Essen beginnen, stehen die Chancen gut, dass Ihr Körper zusätzliche Nahrung verlangt. Also frühstücken Sie am Morgen, essen Sie zu Mittag, am Nachmittag und essen Sie abends Abendessen. Vergewissern Sie sich, dass Sie zusätzlich zu den Hauptmahlzeiten Snacks essen. Zum Beispiel Obst, Nüsse oder einen Cracker. Das Auslassen von Mahlzeiten kann auch zu späterem Hunger führen, wodurch Sie mit größerer Wahrscheinlichkeit zu viel essen.

- Wählen Sie Bio-Produkte. Bio-Lebensmittel sind im Allgemeinen gesünder, aber auch schmackhafter. Bei einer schmackhafteren Ernährung probieren Sie auch mehr aus.

- Selbstgemacht oder Fertiggerichte. Treffen Sie die Wahl, so viel wie möglich selbst zuzubereiten. Fertiggerichte enthalten normalerweise zu viel Salz und zu wenig nützliche Nährstoffe. Wenn Sie die Mahlzeiten selbst zubereiten, haben Sie die Kontrolle über den Salzgehalt und durch das Kochen mit frischen Produkten enthalten Ihre Mahlzeiten im Allgemeinen viel mehr nützliche Nährstoffe. Dies macht es auch einfacher, täglich 200 Gramm an Gemüse zu essen.

- Reduzieren Sie bestimmte Lebensmittel aus Ihrem Ernährungsplan, streichen sie sie jedoch nicht völlig. Wenn Ihre Lieblingsspeisen reich an Fett, Salz oder Zucker sind, essen Sie sie gelegentlich und genießen Sie sie auch. Die Versuchung wird es immer geben. Achten Sie auf die Größe der Portionen und stellen Sie sicher, dass der Rest Ihrer Ernährung dem gesunden Muster entspricht. Versuchen Sie auch, das, was Sie wirklich mögen, selbst zuzubereiten. Pommes aus einer Kartoffel zu schneiden, ist wirklich nicht so schwierig, machen Sie selbst eine Pizza mit hausgemachter Sauce oder probieren Sie, Kroketten zu machen. Wenn Sie süße Speisen mögen, versuchen Sie, Cupcakes oder Kuchen ganz selbst herzustellen und dabei gute Nüsse (z. B. Walnüsse) zu verwenden oder auch Cupcakes oder Kuchen mit Obst (Blaubeeren, Erdbeeren oder einen Apfel) zuzubereiten.

- Lesen Sie die Inhaltsangaben für Lebensmittel. Jedes Produkt ist anders, also lesen Sie insbesondere die Produktetiketten. Sehen Sie sich Kategorien wie Transfette (davon sollten Sie nicht zu viel einnehmen), gesättigte Fette (vorzugsweise weniger als die ungesättigten Fette) und den Salzgehalt (Natrium x 2,5 = Salzgehalt) an. Wenn Sie sich beispielsweise die Kategorie "Brühe" anschauen (Saucen und zum Würzen von Suppen), gibt es einige Unterschiede. Die bekannten Knorr Bouillon- Würfel Huhn, Bouillon Kettle oder Geflügelfond. Alle drei können mit Wasser verdünnt werden. Nur das Salz und das gesättigte Fett sind völlig verschieden.

Knorr Bouillon-Tabletten, verdünnt auf 500 ml (Salz: 5 g; gesättigtes Fett: 1,8 g), Knorr-Bouillon-Kessel, verdünnt auf 500 ml (Salz: 6 g; gesättigtes Fett: 1 g) oder Geflügelfond, verdünnt auf 500 ml (Salz: 0,25 g, gesättigtes Fett: 0,0 g). Sie sehen also, dass das Lesen von Etiketten sehr hilfreich sein kann.

- Wenn Sie allein essen, ernähren Sie sich weniger gesund. Stellen Sie sicher, dass sich Ihre ganze Familie gesund ernährt. Ansonsten besteht die Chance, dass Sie es nicht schaffen. Das kann bei Kindern natürlich schwierig sein. Stellen Sie also sicher, dass Sie abwechslungsreiche Mahlzeiten zubereiten und servieren, bei denen jeder wählen kann, was er essen möchte. Natürlich sollten diese Mahlzeiten den Richtlinien für gesunde Ernährung folgen. Noch ein Tipp: Bereiten Sie 2 verschiedene Sorten Gemüse vor, damit alle die Wahl haben.

- Essen Sie ruhig und kauen Sie Ihr Essen gut. Sobald Ihr Magen gesättigt ist, sendet er ein Signal an Ihr Gehirn, dass Sie wissen lässt, dass Sie satt sind. Wenn Sie sehr schnell essen, ist das meiste Ihrer Mahlzeit noch nicht einmal im Magen gelandet, bevor Sie fertig sind. Aus diesem Grund isst man oft zu viel. Wenn Sie ruhig essen, hat Ihr Körper Zeit, die Nahrung in den Magen zu transportieren. Wenn Sie Ihr Essen gut kauen, sorgen Sie dafür, dass Sie langsamer essen, und dass ein Teil der Kohlenhydrate bereits in kleinere Teile zerlegt wird, was dem Verdauungsprozess zugutekommt.

- Trinken Sie ungefähr 1,5 Liter pro Tag. Wasser sollte dabei die erste Wahl sein. Möchten Sie variieren? Dann trinken Sie auch Tee oder

Kaffee ohne Zucker oder Süßungsmittel.

- Essen Sie Vollkornprodukte: Schwarzbrot, Roggenbrot oder Vollkornbrot, Vollreis und Vollkornnudeln anstelle von Weißbrot, weißem Reis und Nudeln. Die Vollkorn- oder Braunsorten enthalten Ballaststoffe und sorgen für ein besseres Sättigungsgefühl.

Pflanzliche Lebensmittel sollte die Grundlage für jede Mahlzeit sein. Essen Sie viel Gemüse, Obst, Vollkornprodukte und Hülsenfrüchte. Erzgängen Sie kleinere Mengen mit Nüssen und Pflanzenöl. Sorgen Sie für Abwechslung, damit Sie genügend Vitamine und Mineralstoffe erhalten. Gemüse, Obst und sogar Suppe sind auch als Snack lecker.

- Essen Sie nicht zu große Portionen Fleisch und der tägliche Verzehr davon ist sicherlich nicht notwendig. Wollen Sie, dass Fleisch auf Ihrer Speisekarte steht? Wählen Sie dann weißes Fleisch, schränken Sie das rote Fleisch ein und vermeiden Sie fertiges Fleisch.

Es ist gut, einmal pro Woche Fisch zu essen. Fettiger Fisch ist reich an Omega-3-Fettsäuren und sicherlich eine gute Wahl.

- Wählen Sie pflanzliche Öle und Fette, die reich an ungesättigten Fettsäuren wie Minarinen und Margarinen sind. Butter, Kokosnuss und Palmfett sind reich an gesättigten Fetten und Sie vermeiden sie somit besser.

- Trinken Sie vorzugsweise keinen Alkohol, da dieser keinen Nährwert hat. Beschränken Sie Ihren Konsum auf höchstens zehn Gläser Alkohol pro Woche und trinken Sie auch einige Tage keinen Alkohol. Und trinken Sie nicht, wenn Sie schwanger sind.

Eine Handvoll Nüsse pro Tag hat einen positiven Effekt auf Ihre Gesundheit, da diese viele gute ungesättigte Fette enthalten. Zum Beispiel eignen sich Nüsse als Snack und können zu einer warmen Mahlzeit oder mit Ihrem Frühstückszerealien hinzugefügt werden.

Verzehren Sie so wenig verarbeitete Produkte wie Kekse, Kuchen, Eis, Schokolade und Erfrischungsgetränke wie möglich.

Gesunde Frühstückstipps

Ein gutes Frühstück sichert Ihnen einen gesunden Start in den Tag. Es macht Ihnen Lust auf die Arbeit und durch ein gutes Frühstück bekommen Sie Energie, um den Tag gut zu beginnen. Nachfolgend können Sie meine Tipps lesen, um den Tag mit einem gesunden Frühstück zu beginnen.

Trinken Sie nach dem Aufstehen ein Glas mit lauwarmem Wasser und 4 Esslöffeln Zitronensaft. Dies hat eine reinigende Wirkung auf unseren Körper und regt die Verdauung an.

Beginnen Sie den Tag mit einem Obstfrühstück. Frisches Bio-Obst ist bevorzugt.
Sie sind kein Obstesser? Dann trinken Sie einen gesunden Frucht-Smoothie. Vorzugsweise hausgemacht. Oder, am besten zuckerfrei, aus dem Supermarkt.

Ist es Winter oder Ihnen wird schnell kalt? Dann machen Sie sich ein warmes Frühstück, wie Haferbrei mit Reismilch.

Trinken Sie zum Frühstück keinen Orangensaft. Gepresster Orangensaft hat den Nachteil, dass keine Fasern enthalten sind. Dies macht ihn zuckerhaltig und beeinflusst Ihren Zuckerspiegel zu stark.

Probieren Sie leckeres Teff mit Reis- oder Mandelmilch
Knusprige, zuckerfreie Zerealien mit Kokosnussmilch
Müsli mit (Soja) Joghurt oder Hüttenkäse
1 oder 2 Scheiben Vollkornbrot

Essen Sie frisches Gemüse zu Ihrem Frühstück, zum Beispiel in einem schmackhaften Omelett.

Zum Frühstück können Sie gelegentlich folgende Lebensmittel einnehmen: Tahini, Sonnenblumenpaste, Nusspaste, Reissirup, zuckerfreien Sirup oder Marmelade, Carobe-Paste, vegetarische Pastete und Sojakäse.

Folgende Produkte können Sie täglich essen: Rinderrauch, Roastbeef, Hühnerfilet, Ziegenkäse, Fisch oder Ei.

Essen Sie vorzugsweise nur einmal täglich Brot oder andere kohlenhydratreiche Produkte. So essen Sie abwechslungsreicher und essen dadurch mehr Gemüse und somit mehr wichtige Nährstoffe.

Schränken Sie Ihren Milchkonsum ein und lassen Sie Milch, wenn möglich, vollständig aus. Wenn Sie nicht auf Milchprodukte verzichten wollen, ziehen Sie lieber Ziegenjoghurt oder eine Scheibe Ziegenkäse vor. Milch enthält Kalzium, weshalb die meisten Menschen Milch trinken. Milch ist ein tierisches Produkt. Um ein tierisches Produkt zu verdauen, braucht der Körper Kalzium. Milch enthält auch viel Phosphor, der die

Kalziumabsorption behindert.

Möchten Sie 50 Tage lang gesund essen? Dann schauen Sie sich mein 50-Tage-Menü mit wenig Kohlenhydraten an. Ich sage Ihnen genau, was Sie 50 Tage lang essen sollen (Frühstück, Mittag- und Abendessen sowie 3 Snacks). Sie müssen nicht mehr darüber nachdenken, was Sie essen müssen, um wieder abzunehmen.

Gesundes Mittagessen

Haben Sie es satt, langweilige Käsesandwichs zu essen? Vielleicht fällt es Ihnen schwer, an ein leckeres und gesundes Mittagessen ohne Brot zu denken? Wenn Sie diese gesunden Mittagstipps befolgen, verlieren Sie an Gewicht und verhindern Energieeinbrüche.

Suppe? Wie wäre es mit einer Bio-Brühe? Am liebsten selbstgezeichnet mit etwas Fleisch und viel Gemüse

Wenn Sie keine Zeit haben, können Sie zum Beispiel einen Gemüsesaft trinken.

Gönnen Sie sich auch einen leckeren Salat mit Oliven, Pfefferoni, Luzerne, Kresse und Samen. Fügen Sie ein Dressing hinzu (siehe unter Fette / Öle).

Frittiertes, frisch geschnittenes Gemüse (immer gut)

Proteine: Gemüse können Sie mit einigen zusätzlichen Proteinen wie Fisch, Nüsse, Hülsenfrüchte oder Fleisch garnieren

Vollkornbrot mit Dinkel (siehe Frühstück)

Wenn Sie nicht zu Hause essen, nehmen Sie am besten Brot mit. Wenn Sie jedoch abnehmen möchten, nehmen Sie nicht mehr als eine kohlenhydratreiche Mahlzeit pro Tag ein.

Versuchen Sie immer, etwas Gemüse zu Ihren Speisen hinzuzufügen. Wie Paprikastücke, Gurken oder Tomaten.
Gesundheit mein auch die Menge an Ballaststoffen, die Sie essen. Wenn Sie glauben, dass Sie allein durch Vollkornbrot genug davon bekommen, dann liegen Sie falsch. Gemüse und Obst liefern viel mehr Ballaststoffe und es ist ein Muss, viel Gemüse zu essen, vor allem für ein gutes Säure- und Basenverhältnis.

Gesundes Abendessen

Abendessen ist die Zeit, um die empfohlene tägliche Menge an Gemüse zu erhalten. Also essen Sie hauptsächlich Gemüse und Fleisch oder Fisch zum Abendessen. Ich habe auch noch weitere Tipps für ein gesundes Abendessen:

Essen Sie 300/400 Gramm Gemüse, vorzugsweise gedampft oder roh (Sie können auch Gemüsesäfte dazu zählen, aber sie enthalten keine Ballaststoffe)

Essen Sie zweimal pro Woche fetten und halbfetten Fisch. Beispiele sind: Aal, Hering (Buddies), Makrele, Sardine, Lachs, Forelle, Lachsforelle, Thunfisch, Sardelle, Heilbutt, Karpfen, Pollack, Garnele, Scholle, Rotbarsch, Seezunge und Steinbutt.

Kombinieren Sie Fisch nicht mit einer nitratreichen Ernährung, da sich sonst im Magen gefährliche Substanzen entwickeln können (Salat, Endivien, Rote Beete, Sellerie, Kohlrabi, Portulak, Brunnenkresse, Spinat, Spitzkohl). Essen Sie noch nitratreiches Gemüse? Nehmen Sie dann 500 Milligramm Vitamin C nach diesen Mahlzeiten ein.

Essen Sie zweimal wöchentlich vegetarisch

Essen Sie zweimal pro Woche Hühnchen oder Truthahn und einmal pro Woche rotes Fleisch (Rindfleisch) - kein Schweinefleisch

Essen Sie Hülsenfrüchte wie Linsen, Bohnen, Kichererbsen. Diese können Fleisch und Fisch ersetzen. Hülsenfrüchte sind voll mit Vitaminen, Ballaststoffen und befreien den Körper unter anderem von Giftstoffen. Essen Sie sie in Kombination mit Getreide.

Sie können auch Fleisch durch Nüsse und Ei ersetzen, Nüsse sind auch voll mit Omega-Fettsäuren.

Verzehren Sie mehr Kräuter anstelle von Saucen und Salz aller, sie tragen zum Nährwert bei.

Wenn Sie Salz verzehren, ist immer Himalaya Salz oder keltisches Salz wegen ihrer 100 Mineralien empfehlenswert und sehr gesund.

Tipps für gesunde Fette und Öle

Tatsächlich sind Fette und Öle nur zu falschen Tageszeiten schlecht. Sie enthalten viele Kalorien, das stimmt. Sie tragen jedoch zu einer gesunden

Ernährung bei und sind daher unverzichtbar. Fette und Öle liefern wichtige Nährstoffe wie die Vitamine A, D und E. Darüber hinaus liefern sie essenzielle Fettsäuren, die unser Körper nicht selbst herstellen kann.

Verwenden Sie nur Reisöl, echte Butter, Kokosnussöl oder Sonnenblumenöl.

Backbutter enthält schlechte Transfette, sofern es sich nicht um Bio handelt, was daher nicht ratsam wäre, viel damit braten.

Olivenöl (die leichten Sorten) können auch auf maximal 180 Grad erhitzt werden.

Es ist wirklich notwendig, jeden Tag ungesättigte Fettsäuren zu essen. Dies müssen kaltgepresste Öle sein.

Frauen sollten täglich 2 Esslöffel Leinöl zu sich nehmen.

Auch 1 Esslöffel Olivenöl pro Tag ist sehr gesund. Es enthält Omega 9.

Sie können köstliche Dressings aus den oben genannten Ölen in Kombination mit Senf, Essig und Honig herstellen!

Tipps für gesunde Snacks

Wir alle wissen, dass man manchmal eine Hungerattacke bekommt. Das Beste, was Sie dagegen tun können, ist, etwas Gutes zu essen. Aber stellen Sie sicher, dass es sich um eine gesunde Zwischenmahlzeit handelt, wie:

- ✓ Frisches Obst, Trockenobst oder etwas Gemüse.
- ✓ Kürbiskerne und Sonnenblumenkerne, Pinienkerne (viel davon).
- ✓ Superfoods (Stachelbeeren, Maulbeeren usw.)
- ✓ Nuss-mixe, zum Beispiel: Studentenfutter (keine).
- ✓ Oder auch: Reiskuchen, Cracker, Popcorn (hausgemacht und rein oder mit etwas Salz).
- ✓ Essen Sie davon wenig, nur gelegentlich als Snack:
- ✓ Vollkornkekse aus dem Bioladen (vorzugsweise ohne Zucker auch ohne Rohrzucker).
- ✓ Süßigkeiten; nur aus reinem Obst hergestellte Produkte (diese können im Bioladen ohne Zusatzstoffe gekauft werden).
- ✓ Gelegentlich einige natürliche Chips oder natürliche Maischips.
- ✓ Salzige Reisknabbereien (ohne Zucker).
- ✓ Tipps zum gesunden Trinken:

- ✓ 1,5 Liter Wasser pro Tag
- ✓ Kräutertee
- ✓ Getreidekaffee
- ✓ Gemüsesaft
- ✓ Gesunder Smoothie

Tipps zum Essen von Obst

Wenn es ihnen schwerfällt, Obst zu essen, rate ich den Menschen immer, Trockenfrüchte zu essen. Es enthält alle Vitamine, Mineralien und Enzyme, genau wie in der frischen Version, mit Ausnahme von Vitamin C. Trockenfrüchte sind auch ideal als Snack, wenn Sie hungrig sind oder sich nach etwas Süßem gelüsten. Vergessen Sie auch nicht leckere Datteln, Feigen, Aprikosen, Pflaumen und so weiter.

Essen Sie immer Obst in fester Form. Nie in der Form von Saft, da dann normalerweise Zucker hinzugefügt wurde.

Wenn Sie Obst in flüssiger Form trinken wollen, wählen Sie immer die Saft Form und nicht die Sirup-form (diese ist voll Zucker).

Ernährung für und mit Kindern

12 gesunde Ernährungstipps für Kinder

1. Sprechen Sie mit Kindern über gesundes Essen.

Sie können bereits in jungen Jahren mit Ihrem Kind über gesunde Ernährung sprechen. Sie tun dies auf dem individuellen Niveau Ihres Kindes, dies hängt vom Alter ab. Beispielsweise können Sie kleinen Kindern die Auswirkungen von Obst und Gemüse erklären. Zum Beispiel können Sie sagen, dass das Essen von Gemüse, Obst und Vollkornbrot groß und stark macht. Sie können Ihrem Kind auch Malvorlagen über Obst und Gemüse bringen und zusammen Broschüren über (gesunde und leckere) Speisen lesen. Sie können ältere Kinder bitten, ein Gespräch mit jüngeren zu führen. Sie wissen oft sehr viel darüber.

2. Lebensmittel zusammen einkaufen.

Zusammen einkaufen kann sehr unterhaltsam und lehrreich sein. Finden Sie einen entspannenden Moment für einen solchen Einkauf (nicht, wenn Sie eilig und hungrig von der Arbeit und dem Kindergarten kommen). Die Kinder können so mit verschiedenen Lebensmitteln vertraut gemacht werden.

Lassen Sie sie in der Obst- und Gemüseabteilung stöbern. Sie können vorher planen, welches Gericht Sie am Abend zubereiten werden, und die Kinder fragen, welche Zutaten für das Gericht benötigt werden, und sie im Geschäft danach suchen lassen.

Auf diese Weise lernt ein Kind, worauf es ankommt, um eine gesunde Mahlzeit zu machen und gesunde Entscheidungen zu treffen.

Es kann auch schön sein, einen Lebensmittelmarkt im Freien zu besuchen.

3. Beziehen Sie Ihr Kind in der Küche ein.

Kinder sind normalerweise gern mit ihrem Vater oder ihrer Mutter in der Küche beschäftigt.

Zum Beispiel können kleine Kinder Dinge aus dem Kühlschrank holen, Gemüse und Obst waschen oder gelegentlich Lebensmittel in die Pfanne oder den Topf einrühren. Ältere Kinder können beim Schneiden von Obst und Gemüse helfen oder selbst ein Rezept aussuchen oder ein eigenes ausarbeiten.

4. Jeden Tag etwas anderes.

Sorgen Sie für Abwechslung! Es ist gut, die Lebensmittel auf dem Speiseplan zu variieren, damit Ihr Kind verschiedene Vitamine und Mineralien erhält. Und Vielfalt macht das Essen zum Abenteuer. Servieren Sie verschiedene Körner, Gemüse, Obst, Fisch, Fleisch und Milchprodukte. Experimentieren Sie mit Hülsenfrüchten und wechseln Sie einmal völlig ab, in dem Sie Oliven oder Ziegenkäse servieren. Manche Kinder lieben es!

5. Machen Sie das Essen attraktiv.

Sie können Lebensmittel in verschiedenen Farben servieren oder Figuren machen, um das Essen attraktiver zu machen.

Machen Sie zum Beispiel leckere Früchtespieße und wählen Sie verschiedenfarbiges Obst oder machen Sie lustige Figuren mit dem geschnittenen Obst, basteln Sie zum Beispiel eine Palme. Sie können auch leckere Spiegeleier in Form eines Smileys herstellen, oder Gemüse oder Nüsse verwenden. Seien Sie kreativ!

6. Probieren Sie neue Dinge aus.

Fordern Sie Ihre Kinder auf, etwas Neues auszuprobieren, wie tropische Früchte, verschiedene Fischsorten oder andere Gemüsesorten. Seien Sie geduldig, denn manche Kinder müssen Dinge mehrmals probieren, um sich an den neuen Geschmack zu gewöhnen. Geben Sie Ihrem Kind ein Kompliment, wenn es etwas Neues versucht!

7. Fixe Esszeiten.

Durch die Planung fixer Esszeiten lernt Ihr Kind, nicht den ganzen Tag über zu essen und zu trinken. Zum Beispiel können Sie sich für fünf Esszeiten entscheiden:

drei Hauptmahlzeiten (Frühstück, Mittag- und Abendessen) und zwei Snacks. Planen Sie die Snacks ca. 2 Stunden vor einer Mahlzeit. Regelmäßige und gesunde Ernährung verhindert das Naschen und Überessen. Darüber hinaus hilft es, Karies und Zahnerkrankungen zu vermeiden.

8. Wasser!

Geben Sie Ihrem Baby Wasser und (Kräuter-)Tee, damit es sich an den Geschmack ohne Zucker gewöhnt. Erfrischungsgetränke und Säfte sind nicht gut für die Gesundheit und die Zähne. Wenn sich Babys nicht an die süße Geschmacksrichtung gewöhnen, müssen sie sich daran auch nicht entwöhnen!

9. Lassen Sie Ihr Kind selbstsicher essen.

Wenn Ihr Kind selbstsicher viel Essen auf seinen Teller lädt, akzeptieren sie das, aber sorgen Sie dafür, dass die Menge an Essen, die ein Kind wählt, auch gegessen wird. Ein Kind weiß sehr gut, wie viel es braucht.

10. Zwingen Sie Ihr Kind nicht mit Gewalt, alles aufzuessen

Es ist sicher gut, einen Anreiz zu setzen, aufzuessen, aber zwingen Sie Ihr Kind nicht, den Teller leer zu essen. Dies stört das natürliche Sättigungsgefühl. Wenn sich ein Kind satt fühlt, wenn es genug gegessen hat, wird Übergewicht vorgebeugt. Punkt 9 kann hierbei hilfreich sein.

11. Klare Vereinbarungen treffen.

Kinder brauchen Klarheit. Treffen Sie klare Vereinbarungen zu Essen und Verhalten am Tisch. Verlangen Sie zum Beispiel, dass Kinder mindestens einmal alle Speisen am Tisch gekostet haben, sorgen Sie dafür, dass zu Mahlzeiten Wasser getrunken wird und dass alle am Tisch bleiben, bis alle fertiggegessen haben.

12. Setzen Sie ein gutes Beispiel!

Dies ist der wichtigste Tipp. Kinder imitieren ihre Eltern. Was Sie tun, ist so viel stärker als das, was Sie sagen. Wenn Ihre Kinder sehen, dass Sie Obst und Gemüse essen, dann sehen sie das als "normal" und sie folgen (letztlich) Ihrem guten Beispiel! Essen Sie deshalb so oft wie möglich zusammen mit den Kindern. Natürlich am Tisch.

Abwechslungsreiche Ernährung

Variation ist notwendig für ein gesundes Wachstum und eine gesunde Entwicklung des Kindes. Kleinkinder entwickeln einen breiteren Geschmack, der ihre Essensvorlieben für den Rest ihres Lebens bestimmt.

Mangelnde Variation führt zu einem Mangel an Nährstoffen, was wiederum zu einer einseitigen Diät führen und die gesunde Entwicklung des Kindes hemmen kann.

Untersuchungen zeigen, dass viele Geschmackspräferenzen frühzeitig, nämlich im Babyalter, gebildet werden und danach bemerkenswert stabil bleiben. Die frühe Einwirkung von vielen verschiedenen Geschmäckern macht Kinder weniger pingelig und lässt sie schneller neue Geschmäcker annehmen. Aus dieser Sicht ist es von Vorteil, Kindern schon früh ein abwechslungsreiches Geschmacksbild zu überreichen.

Empfohlene Menge an Obst und Gemüse

Erwachsene sollten täglich 2 Portionen Obst (200 Gramm) und 250 Gramm Gemüse zu sich nehmen. Für Kinder sind die Zahlen etwas niedriger

1-3 Jahre: 50-100 Gramm Gemüse pro Tag und 1,5 Portionen Obst.

4-8 Jahre: 100-150 g Gemüse pro Tag und 1,5 Portionen Obst

9-13 Jahre: 150-200 g Gemüse pro Tag und 2 Portionen Obst

Mangel an Gemüse

Nicht weniger als 63 Prozent der Kinder, die zu wenig Gemüse zu sich nehmen, essen weniger als 100 Gramm Gemüse pro Tag. Bei Kindern zwischen vier und zwölf Jahren enthält eine gesunde Mahlzeit jedoch 150 Gramm. Ältere Kinder müssen laut Empfehlungen des Ernährungszentrums 200 Gramm Gemüse pro Tag essen.

Am liebsten haben Kinder diese vier Arten von Gemüse: grüne Bohnen, Spinat, Karotten und Broccoli. Die unter Kleinkindern am meisten verhassten Gemüsesorten sind Rosenkohl, Chicorée, Sauerkraut, Lauch und Kidneybohnen. Kinder müssen sich an Gemüse erst gewöhnen, also müssen Sie sich Zeit lassen. Zucchini haben einen weichen Geschmack, der sie ideal für Kinder macht. Der Geschmack von Tomaten ist für manche Kinder sehr intensiv, vielleicht schon etwas zu scharf. Kinder lieben natürlichen Geschmack, weshalb es wichtig ist, dass Sie das Gemüse so kochen, dass der Geschmack erhalten bleibt und Sie nicht mit zu viele Soßen oder Kräuter hinzufügen. Wenn Kinder kein Gemüse wollen, sollten Sie ihnen keine Alternative anbieten, da sie sonst möglicherweise überhaupt nicht daran gewöhnt werden.

Übergewichtige Kinder

Die Zahl der übergewichtigen Kinder ist in den letzten Jahren stark gestiegen. Iden Niederlanden hat sie sich in den letzten 20 Jahren verdoppelt. Derzeit ist dort jedes siebte Kind übergewichtig und die Zahl steigt nur. In Deutschland ist es nicht besser: Nach Daten der WHO ist in Deutschland mittlerweile jedes fünfte Kind übergewichtig, mehr als dreieinhalb Millionen Jungen und Mädchen[3].

Übergewicht bei Kindern kann zu ernsthaften Gesundheitsproblemen führen und hat langfristige Konsequenzen. Vorbeugen ist daher besser als Nachsorgen. Die Ursachen für den Trend zum Dick-Sein sind bekannt: Kinder essen zu viel, sie trinken Cola, essen Pommes Frites und Schokolade. Sie verbringen zu viel Zeit hinter dem Computer und dem Fernseher, auf der Straße wird kaum noch gespielt.

Eltern sind oftmals beschäftigt und greifen auf Fast Food oder Fertiggerichte zurück.

Folgen von ungesundem Essen

Adipositas erhöht das Risiko für Herz-Kreislauf-Erkrankungen und Typ-2-Diabetes: Altersdiabetes (Typ-2-Diabetes) trat vor zehn Jahren bei Kindern noch nicht auf, wird jedoch heute regelmäßig bei Kindern unter zwölf Jahren diagnostiziert.

Außerdem sind dicke Kinder häufiger mit sozial-emotionalen Problemen wie Minderwertigkeitsgefühlen, Einsamkeit und Verhaltensproblemen konfrontiert. Es könnten auch eine reduzierte Körpergröße oder Behinderung damit in Zusammenhang stehen.

Eine ungesunde Ernährung hat neben Übergewicht noch mehr Konsequenzen. Beispielsweise kann eine ungesunde Ernährung zu Wachstumsstörungen, Untergewicht, Übergewicht, Darmproblemen (Verstopfung, Durchfall) und Karies führen. Viele Beschwerden im Zusammenhang mit Lebensmitteln sind auf ungesunde Lebensmittel zurückzuführen. Durchfall kann auf viele (fruchtzuckerreiche) Fruchtsäfte zurückzuführen sein, und Verstopfungen können durch zu wenige Ballaststoffe und / oder Dehydrierung verursacht werden.

Außerdem kann zu schnelles trinken und essen bei Säuglingen, dazu führen, dass diese die Nahrung und Flüssigkeit aufstoßen müssen.

Kinder mit einer gesunden Ernährung liefern in der Schule bessere Leistungen ab als Kinder, die hauptsächlich ungesunde Nahrung, bestehend aus zu viel Fett und Salz und zu wenig Gemüse, Obst, Ballaststoffen, Proteinen, Kalzium und gesunden Fetten, zu sich nehmen.

Aber wie stellt man sicher, dass Kinder genug Obst und Gemüse essen? Bieten Sie Gemüse und Obst zu allen Mahlzeiten an. Obst wird von uns oft als Snack betrachtet, man kann es aber genauso gut auch zu Mahlzeiten verzehren. Erdbeeren oder Bananen auf Brot, Gurkenscheiben auf einem Käsesandwich und so weiter.

Legen Sie Gemüse und Obst prominent ins Bild. Sie möchten nicht, dass Ihr Kind den ganzen Tag über zu viel davon isst, das ist nicht gut für die Zähne, aber stellen Sie sicher, dass zuhause eine gut gefüllte Obstschale steht und zum Beispiel zu einer Mahlzeit einige Snack-Tomaten beiliegen, dies erhöht die Möglichkeit, dass mehr Obst und Gemüse gegessen wird.

Sorgen Sie dafür, dass Ihr Kind auch jeden Tag in der Schule gesund isst. Packen Sie Ihrem Kind einen Snack aus Obst und Gemüse für die Schule ein.

Ernährung für Kinder: Worauf achten Sie?

Fettleibigkeit im Kindesalter wird immer häufiger und das Problem wächst weiter. Kinder mit Übergewicht haben gute Chancen, auch im Erwachsenenalter übergewichtig zu sein. Es ist daher wichtig, frühzeitig etwas dagegen zu unternehmen. Ein Vorteil ist, dass Kinder in einem jüngeren Alter leichter schlechte Gewohnheiten verlernen und neue Gewohnheiten lernen können als im Erwachsenenalter. Ein Kind kann jedoch nicht von einem Moment auf den anderen auf Diät gesetzt werden. Kinder wachsen tatsächlich und entwickeln sich weiter. Ein Kind kann daher nicht jede Diät befolgen, da es alle wichtigen Nährstoffe benötigt. Worauf sollten Sie als Eltern achten, wenn Ihr Kind gesund abnehmen soll?

Zunächst ist es wichtig zu bestimmen, was ein gesundes Gewicht für Ihr Kind ist. Bei Erwachsenen können Sie dies leicht feststellen, bei einem Kind müssen Sie jedoch die Wachstumskurve berücksichtigen. Es hängt auch vom Alter, Geschlecht und Lebensstadium Ihres Kindes ab. Fällt es Ihnen schwer, das gesunde Gewicht Ihres Kindes zu bestimmen? Dafür gibt es viele Tabellen im Internet, die die oben genannten Faktoren berücksichtigen und angeben, was ein gesundes Gewicht ist.

Wenn Ihr Kind übergewichtig ist, hat dies normalerweise mit verschiedenen Faktoren zu tun. Die drei wichtigsten Faktoren sind schlechte Essgewohnheiten, wenig Bewegung und ein falsches Beispiel. Übergewicht ist hauptsächlich auf die Essgewohnheiten der Kinder zurückzuführen. Kinder, die übergewichtig sind, haben nicht immer eine feste Essstruktur, essen viele Snacks und oft zu wenig Obst und Gemüse.

Eine weitere Ursache für Übergewicht ist, dass Kinder oft zu wenig Bewegung bekommen. Zum Beispiel lassen sich viele Kinder nach der Schule auf die Couch fallen und verkriechen sich dann hinter ihr Tablet. Die letzte Ursache ist, dass Sie als Elternteil nicht immer ein gutes Beispiel geben. Kinder kopieren oft das Verhalten von Eltern und übernehmen viele der gleichen Gewohnheiten. Fahren Sie nicht so oft mit dem Fahrrad oder treiben Sie als Eltern viel Sport? Dann wird Ihr Kind dies auch als normal empfinden.

Eine gesunde und verantwortungsbewusste Ernährung für Kinder

Wenn Sie möchten, dass Ihr Kind an Gewicht verliert, ist es zunächst wichtig zu sehen, wo etwas schief geht. Trinkt Ihr Kind beispielsweise zu viel Soda? Spielt er oder sie nicht viel draußen und bewegt sich Ihr Kind wenig? Ist es manchmal hinterhältig und schnappt es sich ungesunde Snacks, wenn Sie nicht da sind? Stellen Sie sicher, dass Sie wissen, wo etwas schiefläuft, damit Sie diese schlechten Gewohnheiten berücksichtigen können. Außerdem ist es sehr ratsam, keine Süßigkeiten, Chips, Erfrischungsgetränke und andere ungesunde Dinge mit nach Hause zu nehmen. Denn wenn sich keine im Haus befinden, wird Ihr Kind nicht versucht sein, ungesunde Dinge zu sich zu nehmen.

Es ist wichtig, dass Ihr Kind täglich alle wichtigen Nährstoffe erhält. Das bedeutet, dass Kinder täglich Kohlenhydrate, Proteine, Fette, Vitamine und Mineralstoffe benötigen. Setzen Sie Ihr Kind nicht auf eine strikte kalorienarme Diät, die bestimmte Nährstoffe auslässt. Die Hauptsache ist, dass Sie gesünderes und abwechslungsreicheres Speisen auf den Tisch legen, damit Ihr Kind alle Nährstoffe erhält. Für Kinder ist es ratsam, täglich drei feste und gesunde Mahlzeiten einzunehmen. Außerdem sollten Sie Ihrem Kind keine ungesunden Snacks, sondern beispielsweise zur Schule ein Stück Obst geben. Ein anderer Rat ist, Mahlzeiten vorzubereiten, die gut sättigen. Wenn Sie bereits morgens ein reichhaltiges Frühstück mit Ballaststoffen zubereiten, ist es weniger wahrscheinlich, dass Ihr Kind danach ungesunde Snacks zu sich nimmt.

Für Ihr Kind ist es nicht nur wichtig, dass gesunde Mahlzeiten auf dem Tisch liegen. Es ist auch wichtig, dass sich Ihr Kind angespornt fühlt und ein gesünderer Lebensstil "normal" wird. Als Elternteil haben Sie dabei eine wichtige Vorbildfunktion. Befolgen Sie also einen Lebensstil, den Sie sich für Ihr Kind wünschen und nehmen Sie zum Beispiel ein gutes Beispiel, indem Sie häufig das Fahrrad nehmen. Vergewissern Sie sich, dass Sie dasselbe Abendessen wie Ihr Kind essen und dass Sie keine separaten Sachen mit ins Haus bringen oder kochen. Ein weiterer Tipp ist, dass Sie Ihr Kind bewusster essen lassen. Nehmen Sie sich Zeit für das Abendessen und essen Sie nicht hastig mit einem Teller auf dem Schoß vor dem Fernseher. Schalten Sie den Fernseher aus oder legen Sie das Smartphone weg und essen Sie gemeinsam am Tisch, damit Sie ein wenig Zeit für einander haben und den Tag besprechen können. Außerdem wissen Sie besser, wen Sie satt sind, wenn Sie bewusst am Tisch essen anstatt auf der Couch.

Der letzte Tipp ist, Ernährung mit mehr Bewegung zu kombinieren. Kinder sollten draußen spielen und viel unterwegs sein. Fettleibigkeit tritt häufig bei Kindern auf, die sich nicht ausreichend bewegen. Ermutigen Sie Ihr Kind daher, im Freien zu spielen, legen Sie fixe "Computerzeiten" fest und geben Sie selbst ein gutes Beispiel ab. Auf diese Weise stellen Sie sicher, dass Ihr Kind aktiver wird.

Ernährungstipps für Kinder

Viel Bewegung

Viel Bewegung und ein aktiver Lebensstil sind für Kinder immer gut. Ermutigen Sie Ihre Kinder, draußen zu spielen, und begrenzen Sie die Anzahl der Stunden, die Ihr Kind am Computer sitzt. Außerdem ist viel Bewegung gut für die motorische Entwicklung, und zusammen spielen ist gut für die soziale Entwicklung Ihres Kindes.

Gutes Frühstück

Ein herzhaftes Frühstück sorgt dafür, dass der Stoffwechsel gut beginnt. Wenn Sie täglich ein gutes Frühstück einnehmen, wird Ihr Kind weniger Appetit auf ungesunde Snacks haben.

Will Ihr Kind kein Vollkornsandwich? Dann bereiten Sie Sie etwas Joghurt mit Müsli zu oder um 10 Uhr ein Sandwich.

Keine große Speisekammer

Stellen Sie sicher, dass Sie für Ihr Kind keine ungesunden Sachen im Haus haben. Speisekammern voll Limonade, Chips, Süßigkeiten und anderen ungesunden Produkten sind für Kinder sehr verlockend. Wenn die Versuchung nicht vorhanden ist, muss Ihr Kind auch nicht darüber nachdenken, und Sie stellen sicher, dass Ihr Kind während Ihrer Abwesenheit nichts Ungesundes isst.

Gesunde Snacks

Haben Sie das Gefühl, dass Ihr Kind gerne Snacks isst? Dann stellen Sie sicher, dass Sie genug gesunde Snacks zu Hause haben. Machen Sie es sich zur Angewohnheit, selbst Obst als Snack zu sich zu nehmen und auf ungesunde Snacks zu verzichten. Googlen Sie nach gesunden Snacks für Kinder, wenn Sie etwas Inspiration brauchen. Möchten Sie Ihrem Kind gelegentlich etwas nicht so Gesundes schenken? Stellen Sie sicher, dass Sie es nur am Wochenende und nur gelegentlich eine Schüssel Chips oder Süßigkeiten gibt. So werden sehen die Kids Süßigkeiten nicht als Lebensmittel sehen, das man täglich isst und sie lernen, was gesund und ungesund ist.

Wie kann man Fettleibigkeit bei Kindern richtig bekämpfen?

Fettleibigkeit - oder Übergewicht bei Kindern - ist ein ständig größer werdendes Problem! Und Eltern haben einen sehr großen Einfluss auf das Gewicht ihrer Kinder. Untersuchungen an adoptierten Kindern haben zum Beispiel gezeigt, dass nur 33% des Übergewichtes eines Kindes mit genetischen Faktoren zusammenhängt, während sich die restlichen 67% hängen auf die Erziehung, das Lebensumfeld und die Essgewohnheiten der Familie zurückführen lassen.

In den Vereinigten Staaten leiden mittlerweile 15 Prozent der Kinder an Fettleibigkeit oder Übergewicht, und in den meisten wohlhabenden Ländern hat sich die Zahl der adipösen Kinder in den letzten 20 Jahren verdreifacht. Fettleibigkeit bei Kindern vervielfacht die Wahrscheinlichkeit, dass diese später Herzkrankheiten, Diabetes und viele andere Krankheiten erleiden und damit verbundene schlechte Gesundheitszustände entwickeln. Daher finden Sie hier notwendige Informationen über Fettleibigkeit bei Kindern und Tipps für Eltern, um Übergewicht bei Kleinkindern zu verhindern ...

Ursachen für Fettleibigkeit in der Kindheit

Die Ursachen für Übergewicht bei kleinen Kindern sind nicht immer leicht herauszufinden. Die drei Hauptursachen für Übergewicht bei Kindern sind jedoch folgende:

Schlechte oder ungesunde Ernährung

Nahrungsmittel und Gerichte mit vielen Kalorien und Fett und wenigen nützlichen Nährstoffen (Junk-Food) spielen eine immer größere Rolle in der täglichen Ernährung von Kindern. Dies führt logischerweise zu einer Gewichtszunahme. Die Ernährung hat sich in den letzten Jahren erheblich verändert. Familien essen viel weniger Mahlzeiten zu festen Zeiten und Kinder essen während des Tages häufiger. Achten Sie also genau darauf, was Ihr Kind täglich isst, und versuchen Sie selbst, gesunde Ernährung zu sich zu nehmen.

Zu wenig Übung

Das durchschnittliche Kind bewegt sich in seiner Freizeit zu wenig und sitzt zunehmend hinter dem Fernseher, einem Computer, Smartphone oder einer Spielekonsole.

Kinder neigen auch dazu, mehr zu essen, wenn sie hinter dem Fernseher sitzen, wodurch das Fernsehen einen doppelt negativen Effekt mit sich bringt. Wenn sich Ihr Kind nicht täglich bewegt ist es wichtig, dies zu ändern. Lassen Sie Ihr Kind eine Mannschafts- oder Vereinssportart wählen, üben Sie als ganze Familie körperliche Aktivitäten aus und bleiben Sie vor allem nicht den ganzen Tag im Haus.

Vererbung und Übergewicht bei Kindern

Vererbung spielt eine wichtige Rolle bei der Gefahr von Fettleibigkeit bei Kindern. Wenn in Ihrer Familie viel Übergewicht herrscht, ist das Risiko für Ihr Kind sehr hoch, ebenfalls übergewichtig zu werden. Achten Sie in diesem Fall besonders auf die Ernährung und körperliche Aktivität Ihrer Kinder, um das Risiko von Fettleibigkeit bei Kindern zu minimieren.

Folgen von Fettleibigkeit

Fettleibigkeit bei Kindern kann sowohl emotionale als auch körperliche Symptome mit sich bringen. Die häufigste Folge von Fettleibigkeit ist ein erhöhtes Risiko, später eine Herzkrankheit zu entwickeln. Daneben können folgende Erkrankungen und Störungen auch durch Übergewicht verursacht werden:

- Diabetes Typ 2
- Arthrose und damit verbundene Gelenksbeschwerden
- Lebererkrankungen
- Krebs
- Schlafapnoe-Syndrom (SAS)
- Asthma und Bronchitis
- Orthopädische Probleme in Bezug auf Knochen

Behandlung von Fettleibigkeit bei Kindern

Bei der Behandlung von Fettleibigkeit bei Kindern liegt der Fokus normalerweise nicht auf dem Abnehmen. Die Absicht sollte sein, dass das Kind nicht fettleibiger wird und somit zu seinem idealen Körpergewicht "heranwächst". Es sollte definitiv NICHT der Hauptfokus sein, weniger zu essen. Der Schwerpunkt muss zunächst auf mehr körperliche Bewegung gelegt werden! Und zusätzlich sollte auf eine gesündere Ernährung geachtet werden.

Lassen Sie Kinder an gesundes Essen und mehr Bewegung gewöhnen Die vollständige Anpassung eines Ernährungs- und Trainingsmusters erfolgt nicht an einem Tag. Am besten machen Sie kleine Schritte und ändern Ihre Gewohnheiten allmählich. Ein Kind akzeptiert neues Essen in der Regel erst, nachdem es mindestens zehnmal gekostet wurde. Geben Sie es also nicht zu schnell auf. Verwenden Sie NIEMALS Essen als Belohnung, Trost, Bestrafung oder Erpressung und setzen Sie Ihr Kind (das sich noch im Wachstum befindet) NIEMALS einer strengen Diät aus, es sei denn, es gibt medizinische Gründe, die von einem Arzt überwacht werden.

Essen Sie gesund und trainieren Sie mit der ganzen Familie.

Es ist wichtig, die gesamte Familie an Essgewohnheiten und Bewegungsmuster anzupassen. Das "Wir-Gefühl" ist tatsächlich der bestimmende Faktor für erfolgreichen Gewichtsverlust bei Kindern. Kinder nehmen sich ein Beispiel von Mama und Papa, ohne es zu merken, kopieren sie deren Verhalten sogar buchstäblich! "Es muss uns also allen gelingen, unsere Gesundheit zu verbessern". Ihr Kind braucht Sie, um schlechte Essgewohnheiten zu verlernen und einen gesunden Lebensstil und Übungsmuster zu verinnerlichen. Er oder sie braucht Ermutigung, Disziplin und begeisterte Beteiligung. Werden Sie selbst zu einem guten Beispiel. Essen Sie gesund und nehmen Sie die Treppe, statt den Aufzug!

Tipps, um Ihre Kinder an gesundes Essen zu gewöhnen:

Fangen Sie mit der Einführung von gesunden Lebensmitteln, die Ihre Kinder bereits mögen, an.

Bitten Sie Ihre Kinder, gesunde Lebensmittel zu kaufen und zuzubereiten.

Bringen Sie einfach keine ungesunden Süßigkeiten mit nach Hause, damit Ihre Kinder gar nicht in Versuchung geraten, und nicht ständig danach fragen.

Halten Sie feste Zeiten für Snacks ein. Kinder lieben Routine und Regelmäßigkeit. Wenn Ihre Kinder jeden Tag zu einer bestimmten Zeit einen Snack bekommen, gewöhnen sie sich daran und verlangen in der Zwischenzeit nicht so schnell ungesundes Essen.

Stellen Sie sicher, dass Ihre Kinder nicht weiter essen, wenn sie satt sind. Kinder wissen, wann sie genug haben, also müssen Sie sie auch nicht unnötig essen lassen.

Verbieten Sie nicht alle Köstlichkeiten. Manchmal ist ein Eis oder ein Keks keine schlechte Sache. Wenn Sie ungesunde "Sünden" komplett verbieten, ist es wahrscheinlicher, dass Kinder diese unbedingt essen wollen, wenn sie doch einmal in Reichweite sein sollten.

Essen Sie am Tisch, nicht vor dem Fernseher oder bei eingeschaltetem Smartphone. Wenn Kinder beim Fernsehen oder anderen Nebentätigkeiten essen, ist es weniger wahrscheinlich, dass diese aufhören zu essen, wenn sie satt sind.

Setzen Sie ein richtiges Beispiel!

Möglichkeiten, Ihre Kinder zur Bewegung zu bewegen:

Spielen Sie aktive Spiele, die Ihr Kind mag: Schatzsuche im Wald, im Sand nach Schätzen graben, regelmäßige Schwimmbadbesuche, unterhaltsamer Mannschaftssport, Fahrradtouren zu einem Ort, an dem Kinder Spaß haben können.

Variieren Sie die Aktivitäten.

Stellen Sie sicher, dass sich Ihr Kind gerne bewegt. Lassen Sie Ihr Kind nicht nur im Haus oder im Block herumrennen, sondern verwandeln Sie das Herumlaufen in ein aufregendes Abenteuer. Spornen Sie Ihre Kinder an, sich zu verkleiden, Spiele zu spielen, fordern Sie sie heraus!

Machen Sie Aktivurlaube, wie Fahrradtouren, Skiurlaube, Wanderurlaub oder Campingurlaube. Es gibt vielfältige Möglichkeiten, sich auch im Urlaub zu bewegen.

Beziehen Sie Ihre ganze Familie in die Haus- oder Gartenarbeit ein. Wer bekommt das meiste Unkraut aus dem Garten? Wer räumt sein Zimmer am schnellsten auf? Oder machen Sie das Badezimmer zusammen sauber!

Setzen Sie körperliche Aktivitäten vor etwas, das Ihre Kinder nicht so gerne hat. Spornen Sie Ihre Kinder etwa an, vor den Hausaufgaben eine halbe Stunde Fahrrad zu fahren. So könnten Ihre Kinder sie vielleicht bald anbetteln, noch etwas länger draußen bleiben zu dürfen.

Kinder werden mit jeder neuen Generation untätiger. Sie bewegen und spielen immer weniger im Freien und immer mehr hinter dem Computer, dem Fernseher oder dem Smartphone. Viel Zeit, die früher noch draußen in Bewegung verbracht wurde, wird heute auf Snapchat, Facebook, WhatsApp, Twitter, Skype, Instagram, Reddit, YouTube, Pinterest usw. verbracht. Jede halbe Stunde, die ein Kind draußen spielt, ist daher etwas Gutes.

Wo wir gerade von Facebook und Instagram sprechen - diese Medien können auch ihr gutes haben, wenn Sie gesunde Ernährung und eine gesunde Lebensweise für sich und Ihre Familie anstreben. Es gibt nämlich außer Ihnen viele andere Menschen, die sich dieses Ziel setzen. Vernetzen Sie sich über soziale Medien! Allein auf Facebook gibt es hunderte, wenn nicht tausende interessante und nützliche Seiten und Gruppen, die sich Ernährungsplänen und -arten aus allen möglichen Spektren gewidmet haben. Nicht nur können Sie nützliche Informationen und praktische Hilfestellungen finden, sondern auch ähnlich gesinnte Menschen kennenlernen und durch die Gemeinschaft einer Gruppe einen Weg der Motivation finden, Ihrem Vorhaben, gesünder zu leben, treu zu bleiben! Nehmen Sie sich etwa ein paar Minuten am Tag Zeit, um diese Seiten nach Orten zu durchstöbern, die Ihnen bei Ihrem Vorhaben behilflich sein können.

Übergewichtige Eltern = Übergewichtige Kinder?

Vielleicht ist es offensichtlich, doch Kinder von übergewichtigen Eltern haben statistisch gesehen eine 80-prozentige Chance, übergewichtig zu werden. Hingegen ist die Chance, dass Kinder von dünnen Eltern im Erwachsenenalter übergewichtig werden, nur 14%.

Wenn Ihr Kind übergewichtig ist, sind Sie nicht allein. In den Niederlanden sind etwa 20% aller Kinder übergewichtig und etwa 4% sind fettleibig. Diese Zahlen haben sich in den letzten zehn Jahren mehr als verdoppelt. Die Chance, dass diese Kinder im Erwachsenenalter zu dick sind, ist sehr hoch, übergewichtige Kinder haben ein zehnmal höheres Risiko, auch als Erwachsene übergewichtig zu sein als normalgewichtige Kinder [4]. In Deutschland sind etwa 15% aller Kinder übergewichtig.

Abnehmen für Kinder durch Kontrolle des Gewichts

Übergewicht bei Kindern muss sehr subtil angegangen werden. Statt Gewicht zu verlieren, ist es viel besser, das Gewicht unter Kontrolle zu halten. Dies bedeutet, dass das Gewicht gleichbleiben kann, so dass sich das Größen-Gewichts-Verhältnis aufgrund des Höhenwachstums verbessert.

Wenn Ihr Kind an Gewicht verlieren sollte, sollten Sie nicht versuchen, bestimmte Produkte vollständig verbieten. Dies kann zu Essattacken führen, das mit emotionalem Essen in Traurigkeit, Freude und Schmerz zusammenhängt. Und kann im schlimmsten Fall zu Essstörungen führen!

Einfache und gesunde Snacks für Kinder

Manchmal bestehen fast 25% der täglichen Kalorien der Ernährung von Kindern aus Keksen, Süßigkeiten, Pommes Frites, alkoholfreien Getränken (Softdrinks) und Fruchtsäften. Diese Menge entspricht fast dem Kalorienwert einer kompletten Mahlzeit! Dadurch kann es sein, dass Kinder sehr viel mehr Kalorien konsumieren, als sie tatsächlich benötigen. Eine Brotdose mit 60 Gramm Kinderplätzchen und 120 Gramm Obst liefert rund 300 Kalorien. Das ist ungefähr ein Drittel von dem, was ein zweijähriges Kind täglich braucht, und mehr als 20% von dem, was ein aktiver Fünfjähriger an einem Tag benötigt

Gesunde Snacks für zu Hause

Es ist wichtig, Snacks als Brennstoff für einen geschäftigen und geschäftigen Körper zu sehen.

Sehen Sie sich Snacks als Minimahlzeit an und bereiten Sie dasselbe Essen für einen Snack vor, der auch zu normalen Mahlzeiten gegessen wird. Natürlich möchten Sie Ihrem Kind keine Transfettkekse oder Fruchtgetränke mit zusätzlichem Zucker als Brennstoff zuführen. Was Kinder brauchen, sind nützliche Baumaterialien, keine leeren Kalorien.

Snacks können eine positive Wirkung haben, NICHT jedoch, wenn sie als Ausrede für ungesundes Essen und Naschen zum Vergnügen dienen. Geben Sie Ihren Kindern also kein Junk-Food (Pommes, Eis, Süßigkeiten, Kuchen usw.) als Snack! Versuchen Sie sich in Bezug auf Snacks und Süßigkeiten von den folgenden einfachen Ideen für nahrhafte und nährhafte Snacks für Kinder inspirieren zu lassen:

Snack für Kinder: Minipizza!

Helfen Sie Ihrem Kind, eine Mini-Pizza zuzubereiten. Verwenden Sie einen halben englischen Vollkorn Muffin oder ein Vollkornbrot, Tomatenketchup und fettarmen geriebenen Parmesankäse. Dazu Oliven, geriebene Karotten und anderes Gemüse, um die Minipizza zu garnieren. Beziehen Sie Ihr Kind besonders in den gesamten Prozess des Vorbereitens, Dekorierens und Backens ein.

Natürlich besteht die Chance, dass Ihr Kind (noch) keine Oliven mag, aber auf diese Weise können Sie es auf spielerische, lehrreiche und interaktive Weise an neue Geschmacksrichtungen gewöhnen. Wenn die Oliven nicht auf Zustimmung stoßen, verwenden Sie Kirschtomatenscheiben, Paprikastückchen, kleine Pilze und / oder Auberginenwürfel oder Zucchini.

Die Möglichkeiten und die Auswahl bezüglich Gemüse sind endlos!

Snack-Mix als Kindersnack

Schenken Sie Ihren Kindern kleine Teller mit Vollkorngetreide, Trockenfrüchten, Nüssen, Samen, Samen und Beeren. Reichen Sie Ihnen eine leere Schüssel und lassen Sie sie ihren eigenen Fantasy-Mix zusammenstellen. Fügen Sie ein paar Mini-Schokoladenstücke (vorzugsweise "rohe Kakaonibs") hinzu, um einen süßen und süßen Charakter zu erhalten. Diese Idee kann auch mit fettarmem Vanillejoghurt kombiniert werden.

Durch die unterschiedlichen Zutaten, Farben, Formen und Geschmacksrichtungen werden Ihre Kinder den Eindruck erhalten, dass sie sich in einem Süßigkeiten-Laden befinden, obwohl sie in Wirklichkeit ein Gericht mit gesunden Ballaststoffen, Proteinen, Polysacchariden, Vitaminen, Mineralstoffen und Antioxidantien zubereiten!

Spielerischer Kindersnack: Frucht Smoothie

Die meisten Kinder (und Kleinkinder) experimentieren gerne! Lassen Sie sie verschiedene gefrorene oder frische Früchte wie Beeren, Bananen, Melonen, Erdbeeren, Himbeeren, Pfirsich, Mango usw. mit fettarmem Joghurt, Milch und einigen Eiswürfeln kombinieren. Werfen sie alles in einen Mixer und lassen Sie die Kinder den Mixer unter Aufsicht selbst handhaben. Püree und Mahlzeit!

Auf diese Weise bereiten Sie ein schmackhaftes und gesundes Fruchtgetränk zu, das alle wichtigen Fasern, Vitamine, Makromineralien, Spurenelemente und Phyto-Substanzen enthält! Wenn Ihre Kinder "Harry Potter" oder "Winx Club" mögen, dann tun Sie so, als würden sie beim Smoothie-Machen einen magischen Zaubertrank herstellen.

Puffmais = großer Snack für Kinder

Bereiten Sie eine Packung mit fettfreiem und zuckerfreiem Popcorn in der Pfanne vor und streuen Sie geriebenen Parmesankäse darüber. Popcorn ist nicht besonders gesund, enthält jedoch nützliche Substanzen, so dass die gelegentliche Schüssel Popcorn absolut keinen Schaden anrichten kann und sogar relativ nahrhaft ist. In jedem Fall ist es viel besser als die meisten Kinderkekse, Cracker, Riegel und anderer Mist, der für Kinder vermarktet wird.

Süßes Gemüse als Kindersnack

Schneiden Sie Gemüse und Obst wie Möhren, Sellerie, Paprika, Äpfel, Birnen, Bananen und Tomaten in originelle Formen (Stäbchen, Würfel, Bällchen usw.) und lassen Sie diese Ihre Kids in fettarmen Vanillejoghurt eintauchen, mit oder ohne einen Teelöffel Kakaopulver.

Letzte Woche sagte mir ein alter Freund scherzhaft, dass es in den Niederlanden genauso viele "Ernährungswissenschaftler" gibt wie Fußballfans, die an der Seitenlinie stehen und alles besser wissen. Also verdammt viele! Der Punkt ist, dass immer mehr Dinge über gesundes Essen gesagt werden und vor lauter Wald die Bäume nicht mehr sehen. Woher wissen wir, was gesund ist und was nicht? Ich werde der letzte sein, der behauptet, dass ich alles weiß, aber ein paar logische Schlussfolgerungen, die zumeist übersehen werden: Wenn wir unseren gesunden Menschenverstand verwenden und die menschliche Physiologie betrachten, erkennen wir eindeutig, dass Ernährung mindestens die folgenden Anforderungen erfüllen sollte:

Ernährung darf unserer Gesundheit nicht schaden. sie sollte also keine oder nur eine minimale Menge an schädlichen Mikroorganismen, Pestiziden oder Herbiziden enthalten.

Ernährung muss einen positiven Beitrag zu unserer Gesundheit leisten und unseren Körper nicht unnötig belasten (d.h. nur ein Minimum an künstlicher Farbe, künstlichem Geruch, künstlichem Geschmack, Konservierungsstoffen, Transfetten und Zusatzstoffen enthalten).

Lebensmittel sollten reich an Vitaminen, Mineralstoffen, Spurenelementen, Enzymen und Schutzstoffen sein. Es muss ein ausgewogenes Verhältnis zwischen gesunden Fetten, Proteinen und langsamen Kohlenhydraten bestehen. Dies sind die primären Anforderungen, die rein physiologisch betrachtet alle Zellen in unserem Körper stellen. Auch unsere Ernährung muss daher diese Anforderungen erfüllen. Daher können alle raffinierten Lebensmittel, die aus vielen lebenswichtigen Nährstoffen gewonnen wurden, im Endeffekt nicht gesund sein.

Das Essen muss schmackhaft sein und uns ein Gefühl des Wohlbefindens und der Sättigung geben. Lebensmittel, die sich, egal wie gesund sie aufgenommen werden, nicht "gesund anfühlen", sind wahrscheinlich nicht Ihre bevorzugte Ernährung. Rohkost kann sehr gesund sein, wenn man es gut verdauen kann, aber nicht, wenn man davon Magenbeschwerden bekommt.

Ernährung muss Energie und Vitalität besitzen, um diese Energie und Vitalität an uns weiterzugeben. Die Ernährung muss also die Zeit gehabt haben, zu wachsen, das Sonnenlicht zu nutzen und die Vitalität aus dem Boden aufzunehmen.

Und schließlich, aber vielleicht am wichtigsten: Lebensmittel sollten der Welt um uns herum so wenig wie möglich Schaden zufügen. Was für unsere Gesundheit gut ist, sollte auch gut für die Umwelt sein. Ein Nahrungsmittelhype über viel Fleisch und Fisch kann daher nicht so gesund sein, ganz gleich, wie gut die Paläo-Ernährung zu unserer evolutionären Vergangenheit passt. Einfach weil so eine Ernährung unseren Planeten zu sehr belastet. Darüber hinaus enthalten Fleisch und Fisch oft zu viele Umweltgifte und hormonstörende Substanzen, um einen wesentlichen Teil unserer Ernährung zu bilden.

Ernährungsfehler und wie man sie vermeidet

Wann kann Essen krank machen?

Bei schlecht funktionierender Verdauung

Ärzte der alten Schule haben uns immer gelehrt, dass "uns nicht das, was wir essen, nützt, sondern das, was wir verdauen". Und aus der Anthroposophie kennen wir das schöne Zitat "Wir essen uns krank, aber wir verdauen uns gesund". Mit anderen Worten: Lebensmittel sind uns fremd und müssen durch unser Verdauungssystem in körpereigene / nutzbare Substanzen umgewandelt werden, aus denen wir Energie gewinnen können. Bei einer gestörten Verdauung werden Substanzen nicht ordnungsgemäß abgebaut und können zu vielen Beschwerden und Erkrankungen führen.

Ein Mangel an Variation

Sie können an jedem Lebensmittel gute und schlechte Eigenschaften entdecken. Wasser ist gesund, aber plötzlich ist das Trinken von 10 Litern tödlich. Und so ist es mit vielen Lebensmitteln. Wir essen jetzt so viel Weizengluten (in fast allen Broten, Snacks, Crackern, Nudeln usw.), dass die Darmschleimhaut davon geschädigt werden kann. Liegt das an dem Gluten selbst oder den großen Mengen, die schädlich sind? Sie können dieselbe Frage über die großen Mengen an Milch, Milchpulver und Soja in unserer Ernährung stellen. Hängt es von den Lebensmitteln selbst ab, dass wir Beschwerden bekommen, oder von den riesigen Mengen, die wir davon verzehren? Zu viel von bestimmten Lebensmitteln zu essen, kann zu Beschwerden in unserem Darm und unserem Immunsystem führen. Sicherlich mussten wir uns als Urmenschen nie damit beschäftigen, zu viel von etwas zu essen. Auch aus diesem Grund ist Variation so wichtig.

Und es ist nicht so schwierig: Es gibt so viele leckere und nahrhafte glutenfreie Alternativen zu Weizen (man denke an Quinoa, Kastanienmehl, Mandelmehl, Haselnussmehl, Hirse und Amaranth) und wir haben jetzt auch viele Alternativen für Milch (Hafer, Mandeln, Dinkel). Reis und Kokosmilch). Auch Säure- und Rohmilchprodukte sind für den Menschen leichter zu verdauen als süße, pasteurisierte Milchprodukte.

Wenn es zu viele und zu viele Schadstoffe enthält

Und natürlich gibt es auch Nahrungsmittel, die den Menschen durch schädliche Mikroorganismen wie Salmonellen wirklich krank machen können. Und es ist klar, dass Lebensmittel mit vielen Giften, Dioxinen, Schwermetallen, Flammschutzmitteln usw. nicht gut für unsere Gesundheit sind: Viele dieser Substanzen können von unserem Körper nicht abgebaut werden (und werden daher als Fettgewebe gespeichert) oder es benötigt viel Energie, um sie abzubauen. Zum Beispiel führt der Verzehr von Raubfischen wie Thunfisch nach einigen Monaten zu einem zu hohen Quecksilbergehalt. Wenn viel Energie eingesetzt wird, um dies abzubauen, hat unsere Leber beispielsweise weniger Zeit, um Schutzsubstanzen herzustellen.

Wie kann ich im stressigen Alltag gesünder essen?

Das ist eine gute Frage. Gerade in stressigen Zeiten sollten wir mehr Zeit mit unserer Ernährung verbringen, weil unter diesen Bedingungen viele Vitamine, Mineralstoffe, Spurenelemente und natürlich Proteine brauchen. In Stresssituationen entscheiden wir uns oft für schnell verfügbare Lebensmittel, die nur geringe Mengen dieser Substanzen enthalten.

Was Sie zumindest in Stresssituationen tun können:

Halten Sie gesundes Essen bereit: "reagieren heißt vorausschauen". Wenn Sie mit Stress rechnen und gesunde (Teil-)Mahlzeiten einfrieren, können Sie innerhalb von fünfzehn Minuten etwas Gesundes auf dem Tisch haben oder einen gesunden Snack zur Arbeit mitnehmen. Wenn Sie zum Beispiel einige gekochte Haferkörner einfrieren, haben Sie innerhalb kürzester Zeit ein super gesundes Hafer-Risotto mit viel Gemüse auf dem Tisch. Diese Gerichte gewinnen in Punkto Gesundheit locker gegen Tiefkühlpizza oder andere Fertiggerichte.

7 Lebensmittel, die für den Darm schädlich sind

Ihr Darm spielt eine sehr wichtige Rolle für Ihre Gesundheit. Letztendlich helfen sie Ihrem Körper, Nährstoffe aufzunehmen und Abfälle abzuführen. Einige Lebensmittel sind jedoch schädlich für den Darm. Ich werde bald mehr darüber erzählen!

Zuerst die folgende Frage: Wussten Sie, dass Ihr Darm auch gesunde Bakterien enthält? Millionen von Bakterien leben in Ihrem Darm. Diese sind für die richtige Verdauung notwendig. Dies ist darauf zurückzuführen, dass bestimmte Substanzen, die Ihr Körper nicht selbst verdauen kann, von diesen Bakterien verdaut werden.

Sie helfen auch, bestimmte lebenswichtige Vitamine herzustellen. Doch damit nicht genug, gute Bakterien geben Ihrem Körper auch Energie und stärken Ihr Immunsystem.

Das Problem der Lebensmittel, die für den Darm schädlich sind

Das Problem ist, dass einige schlechte Essgewohnheiten Ihren Darm daran hindern, seine Arbeit richtig zu machen. Dies kann zu gesundheitlichen Symptomen und Erkrankungen führen, die die Lebensqualität beeinträchtigen.

Das Besorgniserregende dabei ist, dass viele Menschen nicht wissen, welche Lebensmittel Ihrem Darm schaden können und warum deren Verzehr zu negativen Nebenwirkungen führen kann.

Deshalb möchten wir die Gelegenheit nutzen, Ihnen die 7 schädlichsten Nahrungsmittel für Ihren Darm zu verraten. Wir sagen Ihnen auch, warum Sie versuchen sollten, den Verzehr dieser Lebensmittel zu vermeiden.

1. Körner mit hohem Gluten Gehalt

Während die Fasern in bestimmten Vollkornprodukten die Darmfunktionen verbessern können, können die Gluten in raffinierten Körnern tatsächlich Probleme verursachen. In diesem Fall haben Sie wahrscheinlich eine Glutenunverträglichkeit.

Die Gluten Proteine - Gliadin genannt - werden dabei nicht vollständig verdaut. Dies kann zu Allergien und negativen Reaktionen führen.

Wenn Sie zu viel davon essen, erhöhen Sie das Entzündungsrisiko. Darüber hinaus kann der Verzehr auch zu anderen Krankheiten führen, wie:

- (Vor) Diabetes;
- Arthritis;
- Alzheimer-Krankheit;
- Lupus;
- Fibromyalgie;
- Multiple Sklerose;
- Morbus Crohn

2. Rotes Fleisch

Regelmäßiges Essen von rotem Fleisch erhöht nicht nur das Risiko für Gicht, sondern kann auch das Körpergewebe beeinträchtigen und zu Entzündungen führen. Dieses Lebensmittel ist im Vergleich zu weißem Fleisch schwieriger zu verdauen. Da es die Verdauung verlangsamt, kann es auch Verdauungsprobleme verursachen, darunter:

- Bauchinfektionen
- Darmgas

3. Fett und frittiertes Essen

Frittierte und fetthaltige Lebensmittel machen süchtig und können längerfristig Stoffwechsel- und Gewichtsprobleme verursachen.

Kurzfristig reizen sie Ihren Darm und erhöhen den Säuregehalt im Magen. Dies kann zu Problemen wie Sodbrennen führen.

Menschen mit Reizdarmsyndrom, Gastritis und anderen Stoffwechselkrankheiten sollten gebratene oder fetthaltigen Lebensmittel am besten vermeiden.

4. Milchprodukte

Obwohl Milchprodukte Nährstoffe liefern, die Ihr Körper benötigt, sollten Menschen mit Laktoseintoleranz diese vermeiden.

Ja, Milchprodukte sind lecker und werden in vielen Mahlzeiten verwendet, die Sie wahrscheinlich oft essen. Es wurde jedoch nachgewiesen, dass sie für viele Darmprobleme verantwortlich sind.

Fett, Laktose und Proteine in Milchprodukten sind schädlich für den Darm. Sie verändern die mikrobielle Flora und erschweren die Entfernung von Abfällen.

Sie sind auch mit Entzündungen und häufigen Problemen wie Stauungen und Durchfall verbunden.

5. Scharfes Essen

Peperoni geben dem Essen einen besonderen Geschmack und enthalten starke Antioxidantien, die Ihren Körper vor Oxidationsschäden schützen.

Das Problem ist, dass Sie durch den Verzehr ernsthafte Entzündungsreaktionen in Ihrem Magen und Darm davontragen könnten. Dies gilt insbesondere für Menschen, die bereits Verdauungsprobleme haben. Mögliche Folgen können Sodbrennen und Gastritis sein.

6. Kaffee und Softdrinks

Kaffee und alkoholfreie Getränke sind mit Sodbrennen und Darmentzündungen verbunden. Diese Getränke entspannen den Ösophagussphinkter, sodass die Magensäure leichter zu Ihrer Speiseröhre gelangen kann.

Die hohen Mengen an Zucker und Zusatzstoffen verwirren den Darm zudem und verursachen manchmal Durchfall oder starke Bauchschmerzen.

7. Konserven und verarbeitete Lebensmittel Supermärkte sind voll mit Konserven und verarbeiteten Lebensmitteln. Diese werden so hergestellt, dass viele Nährstoffe verloren gehen.

Viele Menschen betrachten diese Produkte als eine nützliche, schnelle Option, da sie gut schmecken und leicht zuzubereiten sind. Eine Folge des Herstellungsprozesses ist jedoch, dass Konserven nur wenige essenzielle Nährstoffe enthalten.

Acht Lebensmittel, die Sie nie wieder essen sollten

1. Tomatenkonserven

BPA kommt in vielen Arten von Konserven und Konservendosen vor. BPA ist eine chemische Substanz, die unter anderem mit Brust- und Prostatakrebs, Diabetes, Herz-Kreislauf-Erkrankungen, Gehirnstörungen und Fruchtbarkeitsproblemen in Verbindung gebracht wird.

Ein paar Löffel Dosentomaten können bereits dazu führen, dass Sie zu viel BPA zu sich nehmen. BPA in Kombination mit dem Säuregehalt bestimmter Gemüsesorten wie Tomaten ist sicherlich keine gesunde Kombination.

Es ist besser, Obst und Gemüse stattdessen frisch zu essen. Wenn Sie sich dennoch für ein Produkt entscheiden, das lange haltbar ist, wählen Sie die Variante aus dem Glas.

2. Margarine

Wahrscheinlich denken Sie jetzt: "Margarine?
Soll die nicht gesund sein?"

Der Hype um fettfreie Abfälle hat dafür gesorgt, dass gesunde Fette wie Butter ein schlechtes Image erhalten haben.

Die Wahrheit ist jedoch, dass Butter überhaupt nicht so schlecht ist und dass Margarinen für Sie viel schlimmer sind.

Die tierischen Fette, die Butter angeblich ungesund machen, sind Fette, die Ihr Körper benötigt.

Transfette (die in vielen Margarinen vorkommen) sind dagegen unnatürliche Fette. Diese Transfette werden durch Umwandlung von natürlichen, flüssigen Ölen in streichfähige, feste Fette hergestellt.

Durch die Verarbeitung dieser natürlichen flüssigen Öle ändert sich die molekulare Struktur der Fette. Dies macht die Fette schädlich für die Zellen in Ihrem Körper.

So schädlich, dass diese Fette sogar Herzkrankheiten, Krebs, Knochenkrankheiten, Hautkrankheiten, Unfruchtbarkeit, Schwangerschafts- und Verhaltensprobleme verursachen oder dazu beitragen können.

Und damit haben wir noch gar nicht vom Hormongleichgewicht gesprochen, das durch diese Transfette geschädigt werden kann. Transfette machen das Abnehmen sehr schwierig.

Wenn Sie Butter essen möchten, entscheiden Sie sich für die altmodische Butter, die aus Rohmilch von weidenden Kühen hergestellt wird. Oder als eine Alternative Bio-Butter aus pasteurisierter Milch von Weidekühen, denen keine Antibiotika injiziert wurden.

Diese Butter ist mit gesunden Fetten gefüllt und weist ein Minimum an unnatürlichen Zusätzen auf.

3. Pflanzenöl

In Pflanzenöl gebackene Produkte sind einige der schlimmsten Lebensmittel, die Sie essen können. Ja, Pflanzenöl ist bei weitem nicht so gesund wie es scheint.

Pflanzenöl ist nicht so natürlich, wie der Name vermuten lässt, es wird oft in Fabriken verarbeitet.

Das Schlimmste an Pflanzenöl ist, dass es oft viele ungesunde Omega-6-Fette und wenige gesunde Omega-3-Fette enthält.

Durch den Verzehr der Pflanzenöle stören Sie daher das natürliche Verhältnis von Omega 3 und Omega in Ihrem Körper. Dies ist sehr ungesund und kann Ihre Fettverbrennung beeinträchtigen.

Olivenöl ist vielleicht die einzige Ausnahme. Vor allem natives Olivenöl extra enthält ein gesundes Verhältnis von Omega 3 und Omega 6.

4. Mikrowellen-Popcorn

Ich habe regelmäßig Kunden, die fragen, ob sie Popcorn aus der Mikrowelle essen können.

Popcorn wird aus Mais hergestellt, daher sieht es aus wie ein gesunder Snack, aber diese Rechnung geht leider nicht auf.

Die Substanz Perfluoralkyle (Abkürzung: PFOA), die unter anderem zur Verhinderung des Durchtropfens von Fett durch Snackverpackungen verwendet wird, wurde in einer Blutuntersuchung von Probanden gefunden, die Mikrowellen-Popcorn gegessen hatten.

Die Verpackung von Mikrowellen-Popcorn ist voll mit dieser Substanz und sobald sich die Maiskörner erwärmen, vergiftet sie in das Popcorn.

Wenn Sie dann das Popcorn essen, nehmen Sie PFOA auf.
PFOA ist giftig und beeinflusst Ihr Sexualleben. Es verwirrt Ihre Sexualhormone, verursacht Unfruchtbarkeit, Schilddrüsenerkrankungen, Krebs, Probleme mit Ihrem Immunsystem und erhöht Ihr schlechtes Cholesterin.

Sie werden zunächst nicht glauben, dass Staub aus Plastikverpackungen in Ihren Lebensmitteln eindringen kann, aber durch den Einsatz von Küchengeräten wie einer Mikrowelle ist dies möglich.

Popcorn ist nicht das einzige Produkt, bei dem dies passieren kann. Achten Sie auch auf andere Mikrowellengerichte.

5. Besprühtes Gemüse und Obst

Es ist das Normalste auf der Welt. Landwirte, die ihr Gemüse (oder Obst) mit Chemikalien besprühen, um Ungeziefer zu bekämpfen.

Da diese Chemikalien zum Teil schnell in Gemüse oder Obst eindringen, können sie nicht immer von den Produkten abgewaschen werden.

Sie können immer noch so hart schrubben, aber die Chemikalien bleiben im Gemüse. Ich empfehle Ihnen, möglichst viel biologisch angebautes (nicht vergiftetes) Gemüse zu kaufen.

Diese Gemüse sind oft teurer als die nicht biologisch angebauten Sorten. Wenn es wirklich nicht in Ihr Budget passt, können Sie in der Übersicht unten sehen, welche nicht biologisch angebauten Produkte Sie bedenkenlos essen können.

Diese Produkte werden stark gespritzt, deshalb sollten Sie sie in der "Bio"-Variante kaufen: Äpfel, Sellerie, Kirschtomaten, Gurken, Trauben, Peperoni, Nektarinen, Kartoffeln, Spinat, Erdbeeren, Paprika, Grünkohl, Kürbis und Endivie.

Diese Produkte werden leicht gespritzt, deshalb können Sie sie in der Nicht-"Bio"-Variante kaufen: Spargel, Avocados, Kohl, Melonen, Mais, Artischocken, Grapefruit, Kiwi, Mangos, Pilze, Zwiebeln, Papayas, Ananas, Süßkartoffeln und Erbsen.

6. Speisesalz

Ohne Salz können Sie nicht leben. Aber Speisesalz und das Salz in verarbeiteten Lebensmitteln ist nicht das Salz, das Ihr Körper benötigt.

In der Tat hat Tafelsalz kaum etwas mit natürlichem Salz zu tun. Speisesalz schädigt Ihren Körper, während natürliches Salz einen heilenden Effekt hat.

Dies liegt daran, dass das Tafelsalz zu 98 Prozent aus Natriumchlorid besteht, die restlichen 2 Prozent sind Chemikalien wie Ferrocyanid und Alumosillicat. In einigen Ländern gibt es sogar Fluorid im Speisesalz.

Natürliches Salz besteht zu 84 Prozent aus Natriumchlorid. Die restlichen 16% sind natürliche Mineralien, die gut für Ihren Körper sind, wie z. B. Silizium, Phosphor und Vanadium.

Durch die Wahl der reinen Variante geben Sie Ihrem Körper die Substanzen, die er braucht.

Mein persönlicher Favorit ist Himalaya Salz. Es ist rein, wurde tausende Jahre lang nicht aufgedeckt und war daher der Verschmutzung nur minimal ausgesetzt.

Himalaya Salz wird von Hand gesammelt, gewaschen und nur minimal verarbeitet. Es enthält Spuren von 84 Mineralien, die gut für die Blutzellen, das Blutplasma, die Lymphknoten, die Gehirnzellen und das Fruchtwasser sind.

Es verbessert auch die Versorgung Ihrer Zellen mit Nährwerten und ist hat einen positiven Effekt auf die Fähigkeit Ihres Gehirns, mit den Muskeln zu kommunizieren.

Natürliches Salz ist gut für Sie, aber das bedeutet nicht, dass Sie zu viel davon verwenden sollten. Alles in Maßen.

Bitte beachten Sie, dass viele vorverpackte Produkte viel (Tafel-) Salz enthalten.

7. Manipulierte Soja- und nicht-organische Sojaprodukte Das größte Problem bei Soja besteht darin, dass 90 bis 95 Prozent der Sojabohnen in Amerika angebaut werden, wo genetische Manipulationen erlaubt sind.

Sie wurden so manipuliert, dass sie Giftstoffe überleben, die Unkraut beseitigen sollen. Die Substanzen, die in den Sojabohnen landen, sind sehr ungesund.

Sojaprodukte verwirren unter anderem das weibliche Hormonsystem und wirken sich daher sehr negativ auf den Abfallprozess aus.

Manipulierte Soja ist in Proteinriegeln, Milchshakes, Fruchtsäften, Suppen und Soßen, Frühstücksflocken, Fertigprodukte und Fleischersatz enthalten. Soja ist in vielen Produkten zu finden. Selbst wenn Sie kein Vegetarier sind und keine Sojamilch trinken, können Sie trotzdem (unwissentlich) Soja zu sich nehmen.

Woran erkennen Sie das? Wenn auf einer Packung steht: "Enthält natürliche Aromen oder pflanzliches Eiweiß", besteht die Möglichkeit, dass Sie mit dem Verzehr des Produktes Soja aufnehmen.

Wenn Sie dennoch Sojaprodukte essen möchten, weil Sie zum Beispiel Vegetarier oder Veganer sind, wählen Sie die Bio-Versionen von Sojaprodukten und lesen Sie immer das Etikett. Stellen Sie sicher, dass es sich um ein reines Produkt handelt und dass keine Zucker hinzugefügt wurden.

8. Süßstoffe

Viele Leute wollen es immer noch nicht glauben. Süßstoff ist nicht besser als Zucker.

Studien haben gezeigt, dass Süßstoffe wie Aspartam tatsächlich Ihren Hunger anregen. Auf diese Weise können Sie häufiger von Essattacken überkommen werden als vorher. Süßstoffe fördern die Fettspeicherung in Ihrem Körper und können Sie dadurch dicker machen.

Es gibt sogar Studien, die belegen, dass Aspartam stärker als Zucker mit gesundheitlichen Schäden in Zusammenhang steht.

Aspartam wird aus Säure und Phenylalanin hergestellt. Substanzen, die auch in Obst und Gemüse enthalten sind. Der große Unterschied ist, dass diese Substanzen in natürlichen Produkten vom Körper abgebaut werden, nicht jedoch in Verbindung mit Aspartam.

Es ist ein bisschen wie ein trojanisches Pferd: heimlich schmiegt sich die Gefahr in Ihr Gehirn und Knochenmark und richtet dann Verwüstung in Ihrer DNA an.

Es wurden viele Tierversuche zur Wirkung von Aspartam durchgeführt. Im Gegensatz zu Tieren haben Menschen jedoch keinen natürlichen Abwehrmechanismus gegen die schädlichen Substanzen in Aspartam.

Deshalb sind diese Tests so heimtückisch. Sie zeigen nicht die tatsächliche Wirkung dieser Substanzen auf den menschlichen Körper.

Tipps, um diese Produkte zu vermeiden

- Essen Sie möglichst natürlich und unverarbeitet. Vorzugsweise organisch und lokal angebaut. Gehen Sie beispielsweise in einen Bio-Supermarkt oder Bioladen. Dort finden Sie hochwertiges Lebensmittel.
- Stellen Sie sicher, dass das Produkt ohne Pestizide angebaut und dass es nicht genetisch manipuliert wurde. Dies hat erhebliche, positive Auswirkungen auf Ihren Hormonhaushalt und kann einen Gewichtsverlust erheblich verhindern.
- Stellen Sie außerdem sicher, dass während des Wachstumsprozesses der Tiere, die Sie verzehren, keine Wachstumshormone, Antibiotika oder anderen Substanzen verwendet wurden.
- Lesen Sie die Etiketten sorgfältig durch, vermeiden Sie die Verwendung von Produkten mit E-Nummern in Ihrer Ernährung und stellen Sie sicher, dass Sie frische Lebensmittel essen. Wenn Sie zwischen einem biologisch angebauten Produkt, das vorverpackt ist, oder einem frischen Produkt, das möglicherweise besprüht wurde, wählen können, entscheiden Sie sich für das frische Produkt, da es die meisten Nährwerte enthält.

20 Lebensmittel, die der Gesundheit schaden

1. Getränke mit Zucker: Einige Zuckerquellen sind jedoch schlechter als andere, und Getränke mit Zucker sind definitiv die schlechtesten. Wenn Menschen Kalorien aus Zucker trinken, sieht das Gehirn es nicht als Nahrung. Deshalb kompensieren die Menschen den Verzehr dieses Zuckers nicht automatisch, indem sie weniger andere Nahrungsmittel zu sich nehmen und erhöhen letztendlich ihre Gesamtkalorienaufnahme drastisch. Insulin kann sich entwickeln, wenn Zucker in großen Mengen konsumiert wird. Der Zufuhr von zuckerhaltigen Getränken ist stark mit alkoholfreier Fettleber verbunden. Sie ist auch mit verschiedenen schweren Erkrankungen, wie Typ-2-Diabetes und Herzerkrankungen, verbunden. Getränke mit Zucker sind auch der Teil moderner Essgewohnheiten, der stark zu Übergewicht beiträgt. Das Trinken in großen Mengen kann dick machen und Fettleibigkeit fördern.

Alternativen: Trinken Sie Wasser, Mineralwasser, Kaffee oder Tee. Fügen Sie eine Zitronenscheibe zu Wasser hinzu, wenn Sie den Geschmack nicht mögen.

2. Die meisten Pizzen

Pizza ist eines des beliebtesten Junk-Foods der Welt. Das ist keine Überraschung, denn Pizza schmeckt gut und ist sehr leicht zu essen. Das Problem ist, dass die meisten kommerziellen Pizzen mit sehr ungesunden Zutaten zubereitet werden. Der Teig wird aus sehr raffiniertem Weißmehl hergestellt und das Fleisch wird normalerweise verarbeitet. Pizza enthält auch viele Kalorien.

Alternativen: Einige Hersteller von Pizzen verwenden gesündere Zutaten. Selbstgemachte Pizza kann auch sehr gesund sein, wenn Sie dabei nur komplette Zutaten verwenden.

3. Weißbrot: Brot wird im Allgemeinen aus Weizen hergestellt. Weizen enthält das Protein Gluten. Deshalb ist Weizenbrot für Menschen mit Zöliakie oder Gluten-Überempfindlichkeit schlecht. Die meisten kommerziell hergestellten und verkauften Brote sind jedoch auch für Menschen, die mit Gluten umgehen können, ungesund. Dies liegt daran, dass die meisten Brote aus verarbeitetem Weizen hergestellt werden, der wenige (leere Kalorien) Nährstoffe enthält und zu einem schnellen Anstieg des Blutzuckers führt.

Alternativen: Getreidebrot ist eine gute Wahl für Menschen, die mit Gluten umgehen können. Vollkornbrot ist auf jeden Fall besser (oder zumindest weniger schlecht) als Weißbrot.

4. Die meisten Fruchtsäfte

Fruchtsaft gilt als gesund, aber das ist ein Fehler. Die meisten Fruchtsäfte sind eigentlich wenig mehr als mit Früchten aromatisierter Zucker. Zwar enthält solcher Saft einige Antioxidantien und Vitamin C, die Existenz dieser Inhaltsstoffe muss jedoch mit der großen Menge an flüssigem Zucker abgewogen werden.

Fruchtsaft enthält tatsächlich so viel Zucker wie ein Zuckergetränk wie Coca-Cola oder Pepsi und manchmal sogar mehr.

Alternativen: Es gibt einige Fruchtsäfte, über die nachgewiesen wurde, dass sie trotz des Zuckergehalts gesundheitliche Vorteile bieten. Dies sind Granatapfel und Blaubeersaft. Diese sollten jedoch als Ergänzungsmittel betrachtet werden, nicht um Ihren Durst täglich zu stillen. Trinken Sie zum Stillen Ihres Durstes Wasser.

5. Raffinierte Pflanzenöle

Der Fettverbrauch hat in den letzten 100 Jahren zugenommen. Dies ist jedoch vollständig auf den dramatischen Anstieg des Verbrauchs von raffinierten Pflanzenölen wie Sojabohnenöl, Baumwollsamenöl und Rapsöl zurückzuführen. Diese Öle enthalten einen hohen Gehalt an Omega-6-Fettsäuren, die vom Menschen noch nie in so großen Mengen konsumiert wurden. Es gibt noch viele weitere ernste Bedenken bezüglich dieser Öle. Sie sind sehr oxidationsempfindlich und verursachen mehr oxidativen Stress im Körper. Sie sind auch mit einem erhöhten Krebsrisiko verbunden.

Alternativen: Verwenden Sie gesündere Öle wie Kokosnussöl, Butter, kaltgepresstes Olivenöl oder Avocado Öl.

6. Margarine: Früher glaubte man, dass Margarine eine gesündere Alternative zu Butter sei. Zum Glück erkennen die meisten Menschen mittlerweile, dass dieser Glaube weit von der Wahrheit entfernt ist. Margarine ist ein sehr verfeinerter Pseudo-Nährstoff, der wie Butter aussieht und schmeckt. Sie enthält viele künstliche Nährstoffe und wird normalerweise aus raffinierten Pflanzenölen hergestellt, die hydriert wurden, um sie zu verdicken. Dies erhöht ihren Transfettgehalt erheblich.

Alternativen: Verwenden Sie echte Butter, vorzugsweise von grasgefütterten Kühen.

7. Gebäck, Kekse und Kuchen

Die meisten Backwaren, Kekse und Kuchen sind sehr ungesund. Sie werden im Allgemeinen mit raffiniertem Zucker, raffiniertem Weizenmehl und zugesetzten Fetten hergestellt, die oft unglaublich ungesund sind - wie Bäckerfett, das einen hohen Gehalt an Transfetten enthält.

Diese Leckereien gehören zu den ungesundesten Dingen, die Sie essen können. Sie enthalten fast keine essenziellen Nährstoffe, aber viele Kalorien und ungesunde Zutaten.

8. Pommes Frites und Chips

Ganze weiße Kartoffeln sind sehr gesund. Dasselbe gilt jedoch nicht für daraus hergestellte Produkte wie Pommes Frites und Chips. Diese Nahrungsmittel enthalten viele Kalorien und Sie können leicht zu viel davon essen. Verschiedene Studien verknüpfen den Konsum von Pommes Frites und Chips mit Gewichtszunahme. Diese Lebensmittel enthalten auch große Mengen Acrylamid, eine krebserregende Substanz, die entsteht, wenn die Kartoffeln gebraten, gebacken oder geröstet werden.

Alternativen: Kartoffeln sollten am besten gekocht und nicht gebraten konsumiert werden. Wenn Sie anstelle von Kartoffelchips etwas Knuspriges essen möchten, probieren Sie Karotten oder Nüsse.

9. Glutenfreies Junk-Food: Heutzutage ist "glutenfrei" der letzte Schrei. Laut einer Studie aus dem Jahr 2013 versucht etwa ein Drittel der Amerikaner, Gluten zu vermeiden. Das Problem bei vielen glutenfreien Diäten ist, dass Menschen glutenfreie Lebensmittel durch verarbeitete Junk-Lebensmittel ersetzen, die zufälligerweise glutenfrei sind. Diese glutenfreien Ersatzprodukte enthalten oft viel Zucker, ungesunde Öle und raffinierte Körner wie Maismehl oder Tapiokastärke. Diese Arten von raffinierter Stärke bewirken einen schnellen Blutzuckeranstieg und enthalten nur sehr wenige essenzielle Nährstoffe.

Alternativen: Wählen Sie Lebensmittel, die natürlich glutenfrei sind, wie unverarbeitete Pflanzen und Tiererzeugnisse. Glutenfreies Junk-Food bleibt Junk-Food.

10. Agavensirup

Agavensirup ist ein Süßstoff, der gesund sein soll. Agavensirup ist jedoch nicht so gesund wie manche Leute denken. Es ist ein sehr raffinierter Süßstoff, der viel Fruktose enthält. Große Mengen an Fruktose aus zugesetzten Süßungsmitteln (nicht der gesamten Frucht) können für die Gesundheit absolut katastrophal sein. Die Wahrheit ist, dass Agavensirup noch mehr Fruktose enthält als andere Zucker: Zucker enthält 50% Fructose, Maissirup mit hohem Fructose Anteil um 55% und Agavensirup 85%.

Alternativen: Stevia und Erythrit sind gesund und von Natur aus kalorienfrei.

11. Fettarmer Joghurt

Joghurt kann sehr gesund sein. Leider sind die Joghurts, die Sie im Supermarkt finden, sehr schlecht für Sie. Sie enthalten oft wenig Fett, sind aber voll mit Zucker, um den fehlenden Geschmack der Fette auszugleichen. Die gesunden, natürlichen Milchfette wurden entfernt, um durch etwas Ungesünderes ersetzt zu werden. Viele Joghurts enthalten tatsächlich keine Probiotika, wie allgemein angenommen wird. Sie werden oft nach der Fermentation pasteurisiert, wodurch alle Bakterien abgetötet werden.

Alternativen: Wählen Sie regelmäßig Vollfettjoghurt, der lebende oder aktive Kulturen (Probiotika) enthält. Wenn Sie es finden können, nehmen Sie Joghurt von grasgefütterten Kühen.

12. Junk-Food mit niedrigem Kohlenhydratgehalt

Kohlenhydratarme Diäten sind seit mehreren Jahrzehnten sehr beliebt. Es gibt mehr als genug echte Lebensmittel, die Sie mit einer kohlenhydratarmen Diät essen können. Die meisten von ihnen sind sehr gesund.

Dies gilt jedoch nicht für verarbeitete Ersatzprodukte wie Schokoriegel mit niedrigen Kohlenhydraten und Mahlzeitenersatz.

Dies sind im Allgemeinen sehr raffinierte Produkte, die nur wenige echte Nährstoffe enthalten und viele künstliche Inhaltsstoffe, die miteinander vermischt und als Lebensmittel verkauft werden.

Alternativen: Wenn Sie sich an eine kohlenhydratarme Diät halten, essen Sie Lebensmittel, die von Natur aus kohlenhydratarm sind. Junk-Food mit niedrigem Kohlenhydratgehalt bleibt Junk-Food.

13. Eis

Eiscreme ist eines der schmackhaftesten Lebensmittel der Erde. Es ist leider auch eines der ungesundesten. Das meiste kommerzielle Eis ist voller Zucker. Eis enthält auch viele Kalorien und es ist leicht, zu viel zu essen. Das Essen von Eis zum Nachtisch ist sogar noch schlimmer, weil Sie es dann Ihrer gesamten Kalorienzufuhr hinzufügen.

Alternativen: Sie können Ihr eigenes Eis herstellen, gesündere Zutaten verwenden und dabei deutlich weniger oder überhaupt keinen Zucker benutzen.

14. Schokoriegel

Schokoriegel sind sehr ungesund. Sie enthalten viel Zucker, raffiniertes Weizenmehl und verarbeitete Fette. Sie enthalten auch wenige essenzielle Nährstoffe. Verarbeitete Lebensmittel wie Schokoriegel sind normalerweise sehr lecker (Sie essen also mehr davon). Sie sind auch so konzipiert, dass es sehr einfach ist, sie schnell zu essen.

Ein Schokoriegel schmeckt vielleicht und sättigt Sie für kurze Zeit, aber Sie werden sehr schnell wieder hungrig, wenn diese Zuckerbomben abgebaut werden.

Alternativen: Essen Sie ein Stück Obst oder ein Stück echte dunkle Schokolade.

15. Verarbeitetes Fleisch: Nicht verarbeitetes Fleisch kann gesund sein, dies gilt jedoch nicht für verarbeitetes Fleisch. Studien zeigen, dass Menschen, die verarbeitetes Fleisch essen, ein höheres Risiko für viele schwere Erkrankungen haben, wie zum Beispiel Darmkrebs, Typ-2-Diabetes und Herzerkrankungen. Die meisten dieser Studien sind beobachtender Natur und können nicht beweisen, dass das verarbeitete Fleisch diese Erkrankungen verursacht hat. Die statistische Beziehung zwischen den Studien ist jedoch stark und konsistent, daher glaube ich, dass etwas dahintersteckt.

Alternativen: Wenn Sie Speck, Wurst, Pfefferoni und anderes verarbeitetes Fleisch essen möchten, wählen Sie klug und versuchen Sie, diese bei lokalen Lieferanten zu kaufen, die nicht so viele ungesunde Zutaten hinzufügen. Die Qualität ist wichtig.

16. Verarbeiteter Käse

Normaler Käse ist gesund. Es enthält viele Nährstoffe und schon eine einzige Scheibe Käse enthält die gleichen Nährstoffe wie ein ganzes Glas Milch. Verarbeitete Käseprodukte ähneln in keiner Weise normalem Käse. Sie werden hauptsächlich aus Füllstoffen hergestellt, die so kombiniert werden, dass sie wie echter Käse aussehen und dieselbe Textur haben. Käse ist gesund, aber Schmelzkäse nicht.

Alternativen: Essen Sie echten Käse statt verarbeitetem.

17. Die meisten Fast-Food-Mahlzeiten

Im Allgemeinen bieten "Fast Food"-Ketten nur Junk-Food an. Die Mehrheit der angebotenen Lebensmittel ist durch Massenproduktion entstanden. Es ist hoch verarbeitetes Junk-Food mit sehr geringem Nährwert. Diese Restaurants sind oft sehr günstig, aber vergessen Sie nicht, dass Junk-Food gesundheitsschädlich ist und Sie am Ende doppelt dafür bezahlen müssen. Nicht gesund zu sein ist teuer.

Alternativen: Glücklicherweise gibt es heute immer mehr alternative Restaurants.

18. Kaffeegetränke mit vielen Kalorien

Kaffee wird fälschlich verteufelt. Er ist eigentlich sehr gesund und enthält viele Antioxidantien. Studien zeigen zudem, dass Kaffeetrinker ein geringeres Risiko für schwere Krankheiten wie Typ-2-Diabetes und Parkinson-Krankheit haben.

Leider werden manchmal Elemente hinzugefügt, die Kaffee zu einem gefährlichen Mix machen. Wenn sich in Ihrem Kaffee viel künstliche Sahne und Zucker befindet, ist dies nicht gesund für Sie. Ihr Kaffee ist dann voll mit flüssigen, leeren Kalorien und ist damit genauso ungesund wie jedes andere zuckergesüßte Getränk.

Alternativen: Trinken Sie reinen Kaffee. Schwarz ist am besten, Sie können Ihn aber auch mit etwas Sahne oder Vollmilch trinken.

19. Alles, was viel Zucker, raffinierte Körner und Pflanzenöle enthalten

Eines der wichtigsten Dinge, die Sie tun können, um gesünder zu essen, ist das Lesen von Etiketten.

Es ist wichtig, Lebensmittel zu vermeiden, die folgende Inhaltsstoffe enthalten:

- Zusatz von Zucker (und Maissirup mit hohem Fructose Anteil)
- Raffinierte Körner wie weißes Mehl.
- Raffinierte Pflanzenöle.
- Künstliche Transfette.

Dies sind einige der ungesundesten (und am häufigsten vorkommenden) Bestandteile moderner Ernährungsgewohnheiten. Die Wichtigkeit, Etikette zu lesen, kann nicht überschätzt werden. Dies gilt für alle Lebensmittel und sogar für sogenannte gesunde.

20. sehr stark verarbeitete Lebensmittel

Wenn Sie gesund essen und abnehmen möchten, ist es bei weitem am einfachsten, verarbeiteten Lebensmittel so weit wie möglich zu vermeiden. Einfach ausgedrückt: "Wenn es aussieht, als wäre es in einer Fabrik hergestellt worden, ist es wahrscheinlich schlecht für Sie." Eine gute Regel ist, dass an echten Lebensmitteln keine Zutatenliste haftet, da echte Lebensmittel die Zutat sind.

Plastikverpackungen können uns krank machen

Sämtliche Kunststoffverpackungen wie Babyflaschen aus Kunststoff, Plastikflaschen für Olivenöl oder Getränke in Plastikflaschen stellen sicher, dass Kunststoffpartikel in Lebensmittel und Getränke gelangen können. Winzige Partikel, auch Moleküle genannt, können schon in geringen Mengen toxisch sein, weil sie nicht abgebaut werden und daher für den Körper nur schwer emittier bar sind. Kunststoffverpackungen setzen diese Partikel schneller frei, wenn sie in der Mikrowelle erwärmt oder erhitzt werden. Dies ist auch der Fall, wenn wir heiße Flüssigkeiten oder Lebensmittel in Kunststoff lagern. Insbesondere Weichmacher können diese Gefahr erhöhen. In der Regel kann man sagen, dass Kunststoff mit steigender Weichheit schädlicher wird, Je länger das Lebensmittelprodukt oder die Flüssigkeit in der Verpackung ist, desto schädlicher sind die Partikel. In den Niederlanden wurde von der EU der Grenzwert für die Anzahl der Partikel festgelegt, die über Kunststoffverpackungen in unsere Lebensmittel gelangen dürfen. Was jedoch noch nie untersucht wurde, ist die Gefahr der Ansammlung oder "Stapelung" von Kunststoffen aus verschiedenen Quellen. Dasselbe gilt für die Menge landwirtschaftlichen Giftes, das auf Obst oder Gemüse übertragen wird. Die maximale Menge an Giftpartikeln kann immer noch überschritten werden, wenn Sie mehr davon essen. Dies könnte auch bei Kunststoff der Fall sein, wobei der Standard noch überschritten werden kann, wenn sich Essen beispielsweise in Kunststoffverpackungen erwärmt und auch Lebensmittel aus Kunststoff bestehen. Giftstoffe können sich im Körper "ansammeln" (weil es schwierig ist, sie abzubauen). Die Regelungen in diesem Bereich scheinen eher dazu gedacht zu sein, Unternehmen von Schadensersatzansprüchen freizuhalten, als die Bewohner einer Gesellschaft vor den Gefahren dieser Gifte zu schützen.

Plastikflaschen

Wer Wasser aus Plastikflaschen trinkt, nimmt BPA auf. BPA ist eine Substanz, von der bekannt ist, dass sie den Hormonspiegel beeinflusst. Das ist nicht nur für Frauen, sondern auch für Männer schlecht. Sie können das verhindern, indem Sie eine hochwertige Metallwasserflasche oder Glasflasche kaufen. Nach einem Bericht der Zeit ist das Leitungswasser in Deutschland „rein und gesund“, was auch durch Untersuchungen der Stiftung Warentest bestätigt wurde [5]. Einfach ein altmodisches Glas Wasser aus dem Wasserhahn zu trinken ist die beste Option und ansonsten ist es optimal eine Flasche aus Glas oder hochwertigem Metall, statt einer Plastikflasche zu verwenden.

Konserven

Viele Lebensmitteldosen enthalten eine kunststoffbeschichtete Wand, die auch den BPA- Stoffenthält. Aufgrund der hohen Haltbarkeit können diese Dosen auch nach Monaten noch verwendet werden, doch je länger sie gelagert werden, desto mehr Kunststoffpartikel gelangen in die Lebensmittel.

Das Kauen oder Saugen von Kugelschreibern oder Plastikspielzeugen ist ebenfalls ungesund

Kleine Kinder und Erwachsene neigen auch dazu, auf Gegenständen zu kauen oder zu saugen. Beim Kauen eines Bleistifts kann der Lack dazu führen, dass es zu einer Bleivergiftung kommt, aber mit Kunststoff gelangen viele weitere schädliche Kunststoffpartikel unbemerkt in das Innere.

Phthalate in Kunststoff

Phthalate bilden eine Gruppe chemischer Substanzen und kommen in vielen Kunststoffen vor. Sie sind Weichmacher und sorgen dafür, dass Kunststoff flexibel und ist und bleibt.

Phthalate sind in vielen Kunststoffen bzw. Kunststoffprodukten enthalten. Dies können Kinderspielzeug, Verpackungen, Nagellack, Shampoo, Klebeband, Vinylböden, PVC, flexible Schläuche, Folien, Regenbekleidung, Kunstleder, Aufkleber und so weiter sein.

Kunststoffe werden mit Weichmachern versetzt, um sie flexibler zu machen. Dies erhöht die Anwendungsmöglichkeiten dieser Kunststoffe erheblich und bringt insbesondere Flexibilität mit sich. Weichmacher können auch während der Nutzungsphase aus dem Kunststoff entweichen und auf ihre Umgebung übergehen. Deshalb können Weichkunststoffe auch mit der Zeit aushärten und Kunststoffe verlieren mit der Zeit ihre Flexibilität. Diese Substanzen werden langsam freigesetzt, was die Flexibilität verringert. Die

Weichmacher sind ungesund und umweltschädlich. Die Gefahr von Weichmachern besteht darin, dass sie in das Fettgewebe von Menschen und Tieren gelangen. Die Existenz verschiedener Weichmacher wurde sogar in Lebensmittelprodukten wie Butter, Käse und Babynahrung gefunden. Es gibt lange Kontroversen über die mögliche Toxizität von Weichmachern. Sie können Krebs erzeugen und hormonstörend wirken. Sie können sich im menschlichen und tierischen Körper ansammeln und Schäden verursachen, aber selbst, wenn sie „nur" in die Umwelt gelangen, können sie alles, was lebt, schädigen. Aufgrund des großflächigen Einsatzes, wie es in den Niederlanden und Deutschland der Fall ist, nimmt auch die nachgewiesene Anhäufung im tierischen Fettgewebe zu. Diese Weichmacher können sich auch negativ auf die menschliche Gesundheit auswirken und haben zu wachsender Besorgnis der Verbraucher und der Regierung geführt.

Wasserflaschen

Radfahrer und Radfahrer kennen das: eine Plastikwasserflasche mit Wasser am Fahrrad und man kann während der Fahrt trinken. Doch wenn wir über Plastikflaschen sprechen, sprechen wir auch über Weichmacher und Kunststoffpartikel.

Kanister auf dem Campingplatz

Sie können Plastik sogar schmecken! Trinken Sie einfach (altes) Wasser aus einem Kanister, und Sie schmecken deutlich die Plastikpartikel, die in das Wasser getreten sind. Diese Kunststoffteilchen können Ihre Gesundheit beeinträchtigen, aber auch zu einer Schwächung des Immunsystems und Müdigkeit führen.

Wasserkocher

Die ersten Wasserkocher waren alle aus Kunststoff. Heutzutage gibt es auch Kocher aus Glas, was aufgrund der hohen Temperaturen, die in den Kesseln entstehen, durchaus zu empfehlen ist. Sie können auch die ältere Variante verwenden, den altmodischen Pfeifkessel aus Metall. (Verwenden Sie aber keine Kessel aus Aluminium).

Kochgeräte aus Kunststoff und die Antihaftbeschichtung von Tefal-Töpfen

In vielen Blogeinträgen wurde bereits die Antihaftbeschichtung in

Pfannen erwähnt. Diese besteht normalerweise aus Teflon, einer Art Kunststoff. Der Schmelzpunkt von Teflon liegt bei 327 Grad, aber das Material ändert bereits bei 150 Grad seine Struktur. Es ist nicht unwahrscheinlich, dass das Teflon dabei im Öl, in Lebensmitteln oder sogar in der Luft landet. Aber auch durch falsche Verwendung eines Metallspatels können durch die schädigende Antihaftbeschichtung Partikel in Lebensmittel geraten. Kunststoffspatel bestehen ebenfalls aus Teflon und kann Partikel an Lebensmittel abgeben. Der Einsatz von Teflon ist daher auch bei tiefen Temperaturen um 150 Grad nicht mehr sicher. Eine Thermolon- Pfanne ist besser geeignet, da sich deren Struktur erst bei 450 Grad ändert. Die Thermo-Pfanne ist auch in anderer Hinsicht empfehlenswerter: Die Lebensdauer ist länger und sie wird umweltfreundlicher hergestellt. Eine Keramikpfanne ist sehr zu empfehlen und hat sicherlich keine gesundheitlichen Folgen.

Kunststoff verbrennen

Kinder oder ältere Menschen entzünden manchmal gern Kunststoff in der Natur oder verbrennen Abfälle wie Plastik auf dem Feuer.

Wenn Sie weder Ihre Gesundheit noch die Umwelt gefährden möchten, sollten Sie das auf keinen Fall tun. Kunststoff und lackiertes Holz sind die größten Gefahren für Sie und Ihre Umgebung, und beim Verbrennen können diese Stoffe durch Ihre Lunge in Ihr Gehirn eindringen. Die Dämpfe aus verbranntem Kunststoff und Lack bilden sogar lebensgefährliche giftige Ansammlungen von Gasen. Denken Sie zum Beispiel an Dioxin-, Kohlenmonoxid- und Salzsäuredämpfe.

Selbst bei einem Hausbrand sind die Gase noch gefährlicher als das Feuer selbst und können tödlich sein. Bleiben Sie im Falle eines solchen Feuers in Bodennähe (bei Rauchentwicklung ist dort die meiste Sauerstoffmenge vorhanden) und sorgen Sie dafür, dass Sie so schnell wie möglich dem Haus und den Gasen entkommen können. Sie könnten sonst in kürzester Zeit betäubt werden. Schließen Sie Türen und Fenster, um das Feuer zu ersticken! Handeln Sie bewusst, um Ihr Leben zu schützen.

Ernährungsfehler, die Sie jeden Tag begehen Softie

Achten Sie auf Ihre Linie und vermeiden Sie deshalb Brie, Camembert und andere cremige und schmackhafte Käsesorten? Es gibt keinen Grund, sich diese Käsesorten zu verwehren. Die meisten Weichkäse sind weniger kalorienreich als Hartkäse wie Gouda und Leerdammer, von denen 100 Gramm etwa 28 Gramm Fett enthalten. Achtung: Das heißt nicht, dass Sie dicke und große Mengen von Weichkäse auf Ihre Sandwiches streichen sollten. Beschränken Sie sich auf dünne Scheiben.

Oh, Schatz

Sie mögen denken: Anstelle einer Portion Zucker gebe ich einen Löffel Honig in meinen Tee oder Joghurt. Genauso süß und besser für die Linie. Nicht ganz! Honig besteht im Durchschnitt zu 25 Prozent aus Wasser und zu 75 Prozent aus einfachen Zuckern. Ein Teelöffel Honig enthält etwa 25 Kilokalorien. Eine Würfel Zucker zählt nur 16. Aber: Dunkle Honigsorten sind voll mit Vitaminen, Mineralien und Antioxidantien und daher gesünder als Zucker.

Eis

Essen Sie oft Vollkornkekse als Snack, aber verspüren dennoch hin und wieder das Verlange nach einem Eis, besonders bei warmem Wetter? Dann machen Sie es und werfen Sie Ihre Schuldgefühle über Bord! Der Trick ist, das richtige Eis zu wählen. Entscheiden Sie also nicht für drei Kugeln Schokoladeneis mit Schlagsahne, sondern genießen Sie ein leckeres Wassereis mit nur 40 Kilokalorien. Das sind sogar fünf weniger Kalorien als ein Vollkornbiskuit hat! Genießen ohne Schuldgefühle? Es ist möglich!

(E)i Love You

Wussten Sie, dass ein Ei (gekocht oder geschlagen) überhaupt nicht schlecht ist, wenn man ein paar Kilo verlieren will?? Dank dem Verzehr von Eiern fühlen Sie sich lange gesättigt, und können so Sie Ihre Diät länger besser befolgen.

Pasta Pesto? Nein, nein, nein!

Werden Sie bei italienischen Essen schwach und emotional? Und würden Sie Ihre Diät dabei am liebsten vergessen? Was auch immer Sie tun, essen Sie niemals Pesto! Nicht alles, was vegetarisch ist, ist auch gut für Ihre Linie. Pesto ist eine Kalorienbombe, übrigens genau wie diese weißen, cremigen Käsesaucen... Entscheiden Sie sich lieber für Pasta mit einer roten Sauce (Arrabbiata). Diese sind ebenso lecker, aber gesünder!

Ciao Chips!

Sie sind auf Diät und wollen zuhause einen unterhaltsamen Filmabend verbringen? Ein guter Tipp: Ersetzen Sie die Packung Chips durch eine Schüssel mit selbstgemachtem Popcorn. Popcorn ist der perfekte Snack, wenn Sie auf Ihre Linie achten wollen. Popcorn enthält viele gesunde Ballaststoffe, ist voller Antioxidantien und es ist der einzige Snack, der zu 100 Prozent aus unverarbeiteten Vollkornprodukten besteht. Fügen Sie dabei nicht zu viel Öl, Butter, Salz oder Zucker hinzu, da dies Popcorn zu einer ungesunden Kalorienbombe macht. Die fertigen Varianten sind zudem viel kalorienreicher!

Es muss nicht immer Huhn sein

Wer mageres Fleisch sagt, denkt automatisch an Geflügel. Schweinefleisch wird dabei aber oft übersehen. Dabei steht es unseren gefiederten Freunden in nichts nach. Genauso wie Lamm- oder Kalbssteak. Was haben wir bereits gelernt? Nicht alles Fleisch ist fett!

Frisch aus der Presse

Schnappen Sie sich nicht zu schnell Fruchtsaft als Ersatz für Erfrischungsgetränke. Was von frisch gepressten Früchten übrig bleibt, ist nämlich hauptsächlich Fruchtzucker. Beißen Sie Ihre Zähne also lieber in ein Stück Obst, anstatt Saft zu schlürfen.

Nicht nur Pommes Frites

Sie wollen ein paar Kilo abnehmen und haben sich deshalb entschieden, Kartoffeln von der Speisekarte zu streichen. Fehler! Gekochte Kartoffeln sind einfach eine zu gute Wahl! Sie enthalten eine gute Dosis Vitamin C und 100 Gramm Kartoffeln enthalte n nur 78 Kilokalorien. Eine vergleichbare Portion Pasta oder Reis enthält dagegen dreimal so viele Kalorien! Beschränken Sie sich also darauf, einmal pro Woche Nudeln oder Reis zu essen.

Diese 9 Snacks sind die größten Kalorienbomben

1. Käsesandwich: 653 kcal

Lecker, schnell und überall erhältlich. Dieser Snack besteht aus Blätterteig (Fett!) und Käse (Fett! Salz!). Ein Käse-Sandwich enthält durchschnittlich 653 kcal.

2. Shawarma-Sandwich: 490 kcal

Shawarma-Sandwiches werden zumeist mit Knoblauchsauce zubereitet. Diese köstliche, fetthaltige Sünde enthält etwa 490 kcal. Das Fleisch ist zudem stark gesalzen. Zur Erinnerung: Ein Apfel hat 58 Kilokalorien.

3. Pommes ohne Sauce: 462 kcal

Pommes Frites ohne Sauce enthalten durchschnittlich 462 kcal Energie. Entscheiden Sie sich dazu noch für eine große Portion Mayonnaise? Dann rechnen Sie nochmals mehr als hundert Kilokalorien dazu. Ketchup ist die bessere Wahl.

4. Geräucherte Wurst: 389 kcal

Beliebt bei Eintopf, aber auch als heißer Snack. Die Hälfte der geräucherten Bratwurst, die Sie unterwegs kaufen und verzehren, enthält durchschnittlich 389 kcal und mehr als 2,1 g Salz. Kalorienmäßig ist dies ein Fünftel Ihres täglichen Umsatzes und ein Drittel Ihres täglichen Bedarfs an Salz.

5. Tompouce mit Schlagsahne: 320 kcal

Ein Schlagsahnekuchen gibt Ihrer Party den richtigen Pepp. Ein Tompouce auch! Aber ein Stück dieser sahnigen Kuchen enthält 321 kcal (Schlagsahne) bzw. 324 kcal (Toumpouce). Und das sind vor allem Kalorien aus Zucker und Fett. Und was ist mit Apfelkuchen? Etwas besser: 292 kcal und genauso typisch holländisch.

6. Kibbeling: 306 kcal

Ein super leckerer Snack: eine Portion Fisch vom Fischhändler. Kibbeling wird in der Pfanne gebraten und in Teig getaucht. Eine Portion mit Knoblauchsauce ist 350 Kilokalorien schwer. Ohne Soße? Kibbeling ohne Soße zu essen ist die bessere Option, da dann nur 306 kcal „anfallen“. Was bleibt, ist das Salz. Der gesunde

Ratschlag ist, nicht mehr als 6 Gramm Salz pro Tag zu essen, aber bei einer kleinen Portion Kibbling (150 Gramm) sind es schon fast 2 Gramm, und damit ein Drittel Ihrer der empfohlenen Menge Salz.

7. Saucy Rolle: 249 kcal

Das Blättersteigbrötchen, gefüllt mit gewürztem Rinderhackfleisch oder Schweinefleisch; ein Klassiker unterwegs am Imbiss oder an der Tankstelle. Es enthält 249 kcal.

8. Gefüllter und rosafarbener Kuchen: 242 und 240 kcal

Gefüllte Kuchen sind echte Zuckerbomben. Ein beliebter Snack und rund 242 kcal schwer. Es ist fast kein Unterschied, auch der zuckerreiche rosafarbene Kuchen enthält 240 kcal. Und woher kommen diese Kalorien? Vom Fett und Zucker natürlich; beispielsweise besteht ein Viertel des Kuchens aus zugesetztem Zucker.

9. Krokette oder Frikadelle: 177 oder 189 kcal

Was willst du zu deinen Pommes - eine Krokette oder eine Frikadelle? Diejenigen, die aus diesen beiden Snacks wählen müssen, können dieses Wissen in Zukunft mit einbeziehen: Die Krokette aus der Pfanne enthält etwas weniger Kilokalorien (177) als der Frikadelle (189).

Milch und Zucker

Ist Milch gesund oder schlecht für mich?

Über Milch wurde in den letzten Jahren intensiv diskutiert. Vor zehn Jahren hielten man Milch für gut, aber heute sind wir uns nicht mehr so sicher. Das weiße Gift heißt es jetzt. Sie können Krebs bekommen, Ihre Knochen können zersetzt werden und Milch säuert Ihren Körper.

Nährwert von Milch

Beginnen wir mit den Grundlagen: Was genau ist in Milch? Milch ist eigentlich ziemlich viel. Beispielsweise enthält ein großes Glas Vollmilch - 250 ml - mehr als ein Viertel Ihrer empfohlenen Tagesdosis an Kalzium.

Sie enthält vergleichbare Dosen der Vitamine B2 und D. Zudem enthält sie 18% für B12, 10% für Kalium und nicht weniger als 22% für Phosphor. Milch enthält auch die Vitamine A, B1 und B6, Magnesium, Selen und Zink. Vollmilch enthält 3,5 g Fett, 3 g Eiweiß und 5 g Kohlenhydrate pro 100 g.

Milch ist gut für ...

Die Liste der in Milch enthaltenen Vitamine und Mineralien wird für viele Menschen keine besondere Bedeutung haben. Darüber hinaus haben diese Substanzen oft nicht unbedingt gesunde oder nicht gesunde Wirkungen. Ob der Verzehr eines Lebensmittelprodukts gute Folgen hat, hängt von einem komplizierten Zusammenspiel von Faktoren ab. Wie verhält es sich mit diesem Fall? Ist Milch für bestimmte Körperteile gesund?

Untersuchungen zeigen, dass Milch gut ist für...

Ihr Gewicht: Obwohl Vollmilch Fette enthält, scheint sie zu weniger Fettleibigkeit zu führen, schenkt man der Forschung glauben. Eine Metastudie mit 16 Experimenten ergab, dass der Verzehr von Vollmilch zu 11% einen positiven Einfluss auf das Gewicht hatte.

Ihren Blutzucker: Dies hängt möglicherweise mit dem obigen Punkt zusammen. Diejenigen, die regelmäßig Milch trinken, scheinen eine höhere Insulinsensitivität zu haben. Und das senkt das Risiko für Typ-2-Diabetes: Die Wahrscheinlichkeit, an dieser Form von Diabetes zu erkranken, ist für Milchtrinker 62% geringer. Dies ist jedoch kein universell akzeptierter Zusammenhang. Einige Studien konnten ihn nicht feststellen.

Ihr Herz: Einige Studien zeigen, dass gesättigte Fette schlecht für Ihr Herz sind. Zehn europäische Studien zeigten jedoch, dass Milchtrinker ein geringeres Risiko für Schlaganfälle und Herzkrankheiten haben. Der gleiche Trend ist in den meisten Ländern sichtbar, in denen die Kühe hauptsächlich von Gras leben!

Ihre Eingeweide: Milch scheint Menschen bis zu einem gewissen Grad vor Darmkrebs zu schützen. Dies ist eine wissenschaftliche Schlussfolgerung, die zum Beispiel auch vom Nutrition Center bestätigt wird.

Ihre Knochen: Und dann gibt es natürlich den bekannten Vorteil für Ihre Knochen. Milch ist eine unserer wichtigsten Kalziumquellen (wenn Sie nicht täglich ein Kilo Brokkoli essen möchten). Kalzium verhindert, dass Ihre Knochen später brüchig werden. Dies gilt auch dann, wenn Kalzium über Milch aufgenommen wird.

Ist Milch ungesund?

Die meisten Wissenschaftler und Ernährungswissenschaftler geben immer noch die Behauptung preis, dass Milch gesund sei. Es ist daher naheliegend, das zu glauben. Aber warum gibt es so viele Leute, die dennoch darauf bestehen, dass Milch schlecht für den Menschen ist? Ist Milch gesund oder ungesund?

Im Folgenden listen wir die häufigsten genannten Argumente auf und besprechen, ob etwas Wahres daran ist!

"Milch ist für Kälber"

Eine häufige Aussage: Milch ist für Kälber und Menschen sind keine Kälber. Deshalb müssen wir uns davon fernhalten, weil das Trinken von Milch von anderen Tieren "unnatürlich" ist. Es gibt

einige Dinge, die an diesem Argument auszusetzen sind.
Natürlich ist Kuhmilch ursprünglich nicht für Menschen gedacht. Das bedeutet jedoch nicht, dass wir sie nicht trinken können. Nichts in der Natur ist "beabsichtigt", von uns gegessen zu werden: Es ist nur da und wir essen es. Außerdem ist es gar nicht so "unnatürlich", Milch von anderen Tieren zu trinken. In der Natur kommt es manchmal vor, dass Tiere kleine Tiere einer anderen Art großziehen. Kurz gesagt: Das Argument, dass Menschen keine Kühe seien, ist nicht so aussagekräftig, wie man zunächst denkt.

"Kasein ist ungesund"

Kuhmilch enthält verschiedene Arten von Proteinen, einschließlich Kasein. Und Kasein wiederum besteht aus verschiedenen Arten, einschließlich Beta-Kasein A1. A1, gekennzeichnet durch das BCM-7-Peptid, wurde im Laufe der Jahre für viele Probleme verantwortlich gemacht. Zum Beispiel soll es Herz-Kreislauf-Erkrankungen, Krebs, Autismus und Morbus Crohn verursachen.

Klingt bedrohlich ... nur dass in der relevanten EFSA- Studie, dass keine dieser Horrorgeschichten richtig begründet wurden. Die Untersuchungen sind aus verschiedenen Gründen skeptisch zu betrachten. Insgesamt gibt es keinen Grund zu der Annahme, dass Beta-Casein A1 tatsächlich so ungesund ist!

"70% der Menschen sind laktoseintolerant"

Dieses Argument kommt auch mit unterschiedlichen (und oft sogar noch höheren) Prozentsätzen sehr häufig zum Ausdruck. Die Idee ist, dass die meisten Menschen Milch nicht vertragen - daher sollten wir besser aufhören, sie zu trinken.

Das Problem damit? Dieser Prozentsatz gilt für die gesamte Weltbevölkerung, nicht für einzelne europäische Staaten wie Deutschland oder die Niederlande.

"Milch macht den Körper sauer"

Dann gibt es das Problem der Ansäuerung. Ja, es stimmt wirklich, dass Milch den Körper säuerlicher macht. Es ist in der Tat richtig, dass eine höhere Übersäuerung Ihres Blutes alle möglichen ungesunden Folgen haben kann. Das macht Milch jedoch nicht sofort giftig. Wissen Sie, was auch eine Säuerungswirkung hat?

Pilze, Nudeln, alle Arten von Fleisch und Fisch, Sojasauce und reife Bananen. Allesamt Dinge, die auch bei gesunder Ernährung regelmäßig auf der Speisekarte stehen. Das ist kein Problem, denn man kann Säuerung zum Beispiel mit dem Verzehr von Gemüse und gesunden Ölen kompensieren.

Die Antwort auf die Frage "Ist Milch gut für Sie" hängt daher auch in hohem Maße von einer anständigen Balance ab.

"Milch verursacht Knochenverlust"

Wir alle haben gelernt, dass Kalzium in der Milch für unsere Knochen notwendig ist. Es gibt jedoch auch Leute, die behaupten, dass Milch einen Knochenverlust verursacht. Der Grund dafür? Milch enthält neben Calcium auch Phosphor. Wenn Sie zu viel davon aufnehmen, benötigt Ihr Körper mehr Kalzium, um das Gleichgewicht von Calcium und Phosphor zu halten. Und dieses Calcium würde dann von den Knochen entnommen werden!

Das klingt gefährlich, ist aber in Wirklichkeit nicht so schlimm. Auch hier gilt, dass Sie den Rest Ihrer Ernährung nicht vergessen sollten. Wenn Sie Ihrem Körper nicht zu viel Phosphor zuführen, gelingt die Balance automatisch.

"Sie brauchen keine Milch"

Schließlich lautet das übergreifende Argument, dass Sie keine Milch brauchen. Denn in Asien ernährt man sich und lebt man auch ohne Milch gesund. Das stimmt, aber haben Sie jemals bemerkt, dass die Menschen in Asien überhaupt eine völlig andere Diät haben?

Sie können gesund ohne Milchprodukte essen, aber dafür müssen Sie Ihren gesamten Ernährungsplan überarbeiten. Gewöhnliches holländisches Essen, aber ohne Milchprodukte? Das geht nicht. Sie werden schnell auf alle Arten von Engpässen stoßen.

Übrigens werden in dieser Kategorie auch viele Lügen verlautbart. Manchmal liest man etwa, dass 100 Gramm Grünkohl doppelt so viel Kalzium enthält wie ein Glas Milch. Das ist einfach nicht wahr: 100 Gramm Grünkohl enthalten 150 mg Kalzium, 250 ml Milch 300 mg. Es gilt also immer, diese Behauptungen auf ihre Faktentreue zu überprüfen!

Ist Milch gesund?

Nach der Abwägung aller Fakten können wir sagen: Nein, Milch ist kein Gift. Natürlich muss man Lebensmittel – darunter auch Milch- im Rahmen einer ausgewogenen Ernährung zu sich nehmen, aber das gilt für alles. Wenn Sie sicherstellen, dass Sie auch genug Obst und Gemüse essen, ist Milch gesund genug (vorausgesetzt, Sie sind nicht intolerant).

Was ist mit anderen Milchprodukten? Ein kurzer Überblick:
Ist Joghurt gesund?

Genau wie Milch enthält Joghurt viel Kalzium und B12. Im Gegensatz zu Milch enthält es jedoch wenig Laktose. Menschen mit einer leichten Laktoseintoleranz können daher in manchen Fällen Joghurt essen.
Darüber hinaus ist Joghurt ein fermentiertes Produkt. Dies bedeutet, dass die Bakterien in Ihrem Darm stärker werden, was sich positiv auf Ihre allgemeine Gesundheit auswirkt.

Ist Käse gesund?

Käse ist auch sehr reich an Kalzium. Es ist jedoch wichtig, klarzustellen, dass Käse auch einen relativ hohen Anteil an gesättigten Fetten und Salz enthalten. Ein bisschen Käse ist gut - das Voedingscentrum empfiehlt etwa den Verzehr von 40 Gramm pro Tag. Es ist jedoch ratsam, im Durchschnitt nicht zu viel davon zu essen!

Ist Buttermilch gesund?

Buttermilch enthält etwas weniger Fett als normale Milch. Darüber hinaus ist es genau wie Joghurt ein saures Produkt mit weniger Laktose. Und es wird auch wieder fermentiert, tut also auch Ihrer Darmflora gut. Der säuerliche Geschmack mag gewöhnungsbedürftig sein, aber es lohnt sich!

Sind Sie laktoseintolerant?

Das gilt natürlich insbesondere für Menschen, die tatsächlich Laktose verdauen können. Das mag die große Mehrheit sein, aber wenn Sie nicht in diese Gruppe fallen, werden Sie davon natürlich

nicht profitieren ...
Neben der tatsächlichen Laktoseintoleranz gibt es auch Menschen, die durch den Verzehr von Milch andere Nachteile erfahren. Hautprobleme sind ein typisches Problem in dieser Kategorie. Es gibt auch Leute, die sich zum Beispiel aufgebläht fühlen, wenn sie Milch trinken. Wenn Sie auf die eine oder andere Weise an Milchprodukten leiden, sollten Sie sich für Alternativen zu Milch umsehen!

Fünf Gründe, warum Milch ungesund ist

1. Ein Mensch ist keine Kuh

Es liegt auf der Hand, und dennoch scheinen wir es nicht zu sehen, oder vielleicht wollen wir es nicht sehen. Ein Mensch ist auch im entferntesten Sinne keine Kuh. Ein Mensch wiegt bei der Geburt etwa 3,5 kg und eine Kuh 40 kg. Außerdem dauert es ein paar Minuten, bis ein Kalb läuft, und nicht 9 bis 18 Monate. Nach zwei Monaten Kuhmilch hat diese "Baby-kuh" das Gewicht eines erwachsenen Menschen. Eine erwachsene Kuh wiegt 600 kg. Eine Kuh frisst Gras. Sie braucht vier Mägen und Meter Darm, um das Gras zu verdauen. Ein Mensch ist ein Allesfresser und benötigt nur einen Magen.
Weil Menschen angefangen haben, irgendwann im Laufe ihrer evolutionären Geschichte Fleisch und Fisch zu essen, blieb mehr Energie übrig, um das Gehirn wachsen zu lassen, sowohl in der Größe als auch seinen Fähigkeiten. Infolgedessen haben Menschen relativ gesehen viel größere Gehirne als eine Kuh. Nur 0,08% des Körpergewichts einer Kuh wird von ihrem Gehirn beansprucht, was eine mäßige Intelligenz zur Folge hat. Die Milch einer Kuh zielt darauf ab, die Baby-kuh so schnell wie möglich wachsen zu lassen. Ist das auch Ihr Ziel als Mensch?

2. Kasein in Milch

Es gibt verschiedene Proteine in der Milch: Molkenprotein und Kaseinprotein. Beides wird vom Körper benötigt. Molke enthält Substanzen, die für das Immunsystem wichtig sind. Und ohne Casein würden Calcium und Phosphat einen unlöslichen Komplex bilden, der vom Darm nicht aufgenommen werden könnte. Molke zieht schnell ein. Kasein löst sich schlecht in Wasser auf, daher dauert es länger, bis es aufgenommen wird. Muttermilch enthält 60% Molke und 40% Casein. Kuhmilch enthält nur 20% Molke und 80% Casein.

Der menschliche Körper ist daher nicht für eine so große Menge Kasein angepasst.

Beta-Kasein A1 ist eine bestimmte Art von Kasein, das in der Kuhmilch von 75% der Kühe der Welt vorkommt, einschließlich der niederländischen Kühe. Dieser Typ wurde mit Kuhmilchintoleranz, Herzkrankheiten, Arteriosklerose, Diabetes mellitus Typ 1, bestimmten Krebsarten, Schizophrenie, Autismus, Allergien und Morbus Crohn (schwere Darmerkrankung) in Verbindung gebracht.

3. Laktose in Milch

In der Muttermilch (Mensch, Kuh, Ziege oder Tiger) befindet sich viel Laktose, Milchzucker. Diese ist notwendig für das Wachstum und die Entwicklung des Babys. Aber passiert, wenn Erwachsene Laktose erhalten? Müssen diese noch wachsen? Nicht wirklich, oder? Warum müssen Sie dann noch Milch trinken? Wenn Sie kein Kind mehr sind, benötigen Sie somit auch keine Milch mehr.

70% der Weltbevölkerung ist laktoseintolerant. Ihnen fehlt das Enzym Lactase, das die Laktose abbaut. Laktoseintoleranz ist ein normaler Prozess, wenn ein Kind mit dem Saugen aufhört. Aber in Deutschland hören Menschen nicht mit dem „Saugen“ auf. Tatsächlich säugen wir dann von anderen Tieren! Wussten Sie, dass Menschen das einzige Säugetier der Welt sind, das als Erwachsener Milch von einem anderen Säugetier trinkt? Ja, wir fühlen uns zwar hochentwickelt, sind aber im Endeffekt nur Säugetiere, die seltsame Handlungsweisen entwickelt haben. Haben Sie jemals gesehen, wie ein Tiger einen Elefanten säugt? Ist das ein normaler Prozess der Natur? Aber eigentlich machen wir am Ende genau das.

4. Osteoporose

"Aber Milch ist doch gut gegen Osteoporose, oder?" will ich Ihnen eine Frage stellen. Mit 60 Litern pro Person und Jahr (2011) liegen die Niederlande in der Weltrangliste des Kuhmilchverbrauchs ganz oben. Dann sollte daraus doch logischerweise folgen, dass es dort fast keine Fälle von Osteoporose geben sollte. Warum stehen die Niederlande auch auf der Weltrangliste der Osteoporose

Patienten ganz oben? Könnte es eine Verbindung geben? Ja Kalzium aus Kuhmilch ist theoretisch gut für unsere Knochen. Kuhmilch enthält aber auch Phosphor, viel Phosphor. Der Körper nimmt Calcium, Phosphor und Magnesium zusammen auf, sofern die Verhältnisse davon richtig sind. Das ideale Calcium: Phosphor-Verhältnis beträgt 2: 1, das ist also doppelt so viel Calcium wie Phosphor. Dies ist auch das Verhältnis, das Muttermilch hat. Kuhmilch enthält jedoch fast so viel Kalzium wie Phosphor. Der Körper mag das nicht. Es ist immer auf der Suche nach dem Gleichgewicht. Um das Gleichgewicht wiederherzustellen, muss Kalzium irgendwo gewonnen werden. Ihr Körper hat viele Kalziumreserven: Ihre Knochen! Sie glauben also, Sie können Osteoporose durch den Konsum von Milch bekämpfen, aber Sie machen es dabei eigentlich noch schlimmer.

5. Säure-Base-Gleichgewicht

Kuhmilch ist ein tierisches Produkt. Beim Verzehr von tierischen Produkten sinkt der pH-Wert des Blutes. Milch trinken macht also buchstäblich sauer. Sie können dem entgegenwirken, indem Sie viel Gemüse essen und genügend Mineralien zuführen. Wenn Sie jedoch mehr Säuerungsmittel essen als Desodorierende, wird Ihr Körper darum kämpfen, das Gleichgewicht wiederherzustellen. Also müssen irgendwo wieder Mineralien gewonnen werden. Eines davon, Kalzium, befindet sich in den Knochen – der Effekt ist erneut eine Begünstigung von Osteoporose.

Der optimale pH-Wert des Blutes liegt zwischen 7,35 und 7,45. Das ist eine Spanne von nur 0, 1. Wie nützlich ist es unter diesen Umständen, den Ratschlägen des Nutrition Centers zu folgen, die den Verzehr von täglich 0,5 Liter Milchprodukte beinhalten? Milch und Knochen: eine doppelte Gefahr.

Alternativen zu Milch

Viele Menschen, die Kuhmilch ablehnen oder nicht vertragen, wechseln zu Ziegenmilch. Diese enthält nicht das unerwünschte Beta-Kasein A1 und soll auch in der Zusammensetzung der Muttermilch näherkommen, es bleibt jedoch Milch von einem anderen Tier, das für das Baby dieses Tieres bestimmt ist. Warum sollte man sie als Mensch trinken?

Es gibt auch noch Reismilch, aber Reis ist Getreide und ich bin nicht dafür. Getreide enthält Substanzen, die den Darm schädigen. Für viele ist Sojamilch eine perfekte Alternative, aber Rohsoja enthält die gleichen Schadstoffe und noch mehr Substanzen, die unter anderem nicht gut für den Hormonhaushalt sind.

Kokosnussmilch und Nussmilch sind die bessere Alternative, wenn Sie trotzdem gerne Milch trinken oder für die Zubereitung von Gerichten verwenden wollen. Sie enthalten keine Laktose oder Casein, aber dafür verschiedene Vitamine, Mineralien und gesunde Fette.

Bessere Kalziumquellen

Grünes Blattgemüse enthält neben Kalzium viele andere Mineralien und Vitamine. 100 Gramm Rohkohl enthalten doppelt so viel Kalzium wie ein Glas halb entrahmter Milch. Ein grüner Smoothie ist der ideale Weg, um nicht nur ausreichend Kalzium zu bekommen, sondern auch, um das Blut weniger sauer zu machen. Spitzkohl, Chinakohl, Aprikosen, Mandeln, Haselnüsse und Seegemüse sind weitere gute Kalziumquellen.

Zucker, die gefährlichste Droge

Nicht Alkohol, nicht Tabak, nicht Cannabis, Ecstasy oder Kokain, sondern Zucker bedroht unsere Gesundheit am meisten. Ebenso wie beim Rauchen sollten die Konsumenten auf die Gefahren der Einnahme aufmerksam gemacht werden. Zucker macht stark süchtig und hat erhebliche Folgen für unsere Gesundheit.

Naturheilpraktiker weisen seit Jahren auf die Gefahren von Zucker hin. Die ersten wissenschaftlichen Studien, die sich mit den Nachteilen von Zucker befassten, wurden bereits Anfang der 70er Jahre veröffentlicht. Nicht nur Karies und Übergewicht, sondern auch Herz-Kreislauf-Erkrankungen, Diabetes und sogar Krebs sind mit Zuckerkonsum verbunden. Die Zuckerindustrie, genau wie die Tabakindustrie mit einem starken Lobbyclub an ihrer Seite, hat es jedoch geschafft, diese kritischen Geräusche zu übertönen. Bis jetzt

Achtung: Zucker macht süchtig

Paul van der Velpen, Geschäftsführer der GGD Amsterdam, schlägt auf der GGD-Website Alarm. Van der Velpen sagt: „Zucker zu essen ist eine Form der Sucht, es ist genauso schwer, das Verlangen nach süßem Essen wie das Verlangen nach dem Rauchen zu beseitigen. Deshalb arbeiten Diäten immer vorübergehend. Suchttherapie ist besser." [6]

„Zucker ist wie Alkohol und Tabak eigentlich eine Droge. Von der Verwendung von Zucker sollte abgeraten werden. Und Konsumenten müssen auf die Gefahren von Zucker aufmerksam gemacht werden. Ich kann mir zum Beispiel vorstellen, dass wie bei Zigaretten Aufkleber auf Erfrischungsgetränken und süßen Produkten angebracht werden könnten, die die Warnung enthalten, dass Zucker süchtig macht und der Gesundheit schadet. "

Van der Velpen sieht eine wichtige Aufgabe in der Verantwortung der Regierung. Er plädiert für ein Verbot von Süßigkeiten und Erfrischungsgetränken in der Schule, er möchte eine Zuckersteuer einführen, sowie Regeln, die die Höchstmengen an Zucker vorschreiben, die in einem Produkt enthalten sein dürfen. Nach Ansicht des Direktors der GGD müssen die Krankenversicherer für die Suchttherapie für stark übergewichtige Versicherte bezahlen. Schließlich plädiert er für eine harte Herangehensweise gegenüber den Produzenten.

"Produzenten von mit Zucker platzenden Sportgetränken müssen wegen irreführender Werbung verklagt werden."

Verlorene Fälle: Zuckerjunkies

GGD-Direktor Van der Velpen ist nicht der erste, der über Zuckersucht spricht. Ihm vorausgegangen war Professor für Endokrinologie, Aart Jan van der Lelij vom Erasmus MC[7].

Wenn Sie zum Beispiel Proteine und Fette zu sich nehmen, fühlen Sie sich für einen gewissen Zeitraum gesättigt. Dies ist bei Zucker nicht der Fall. Zucker ist eine Geschmacksbelohnung für das Gehirn und vermittelt kaum ein sättigendes Gefühl. Laut Van der Lelij könnten Sie daher eine ganze Packung Kekse leeren, ohne sich dadurch gesättigt zu fühlen.

„Schnelle Zuckerarten aktivieren das Belohnungssystem sofort, Sie möchten also nur noch mehr. Lebensmittelhersteller kennen diesen Effekt und nutzen ihn als Verkaufstrick. Genau wie Zigaretten werden Nahrungsmitteln auch Suchtmittel zugesetzt ", sagte Van der Lelij gegenüber de Volkskrant.

„Jetzt, da die Lebensmittelindustrie absichtlich Substanzen in die Ernährung steckt, die die Sucht stützen, sind 99 Prozent der übergewichtigen Menschen verlorene Fälle. Sie sind zu Zucker-Junkies geworden. "

32 kg Zucker pro Jahr

Zucker ist ebenso wie Stärke aus Kartoffeln und Fruchtzucker aus Früchten ein Kohlenhydrat. Kohlenhydrate, Proteine und Fette versorgen unseren Körper mit Energie. Ein Energieüberschuss führt zu einer Erhöhung des Körperfetts.

In den Niederlanden wird jedes Jahr fast neun Millionen Kilo Zucker hergestellt. Rund 85 Prozent davon gehen in die Lebensmittelindustrie, um sie zu Produkten zu verarbeiten. 15 Prozent gehen in Form von verpacktem Zucker und Würfelzucker direkt zum Verbraucher. Die durchschnittliche Niederländerin und der durchschnittliche Niederländer isst 32 Kilogramm Zucker pro Jahr, die und der durchschnittliche Deutsche ganze 35 Kilogramm. In Deutschland wurde für 2017-2018 eine Produktionszahl von ca. 5,12 Millionen Tonnen angegeben[8].

Auf dem Weg zu einer zuckerfreien Diät

Zucker ist nicht nur in Kuchen und Süßigkeiten enthalten, sondern auch in herzhaften Produkten und Konserven. Eine Dose Kidneybohnen enthält manchmal mehr Zucker als eine Dose Cola. Der erste wichtige Schritt beim zuckerfreien Essen ist das Lesen von Verpackungen. Sie erkennen Zucker unter folgenden Namen:

- Zucker
- Kristallzucker
- Basterdzucker
- Süßigkeiten (Zucker)
- Gelee-Zucker
- Glukose-Fruktose Sirup
- Rohrzucker

- Fruktose (Sirup)
- Melasse (Sirup)
- Maltodextrin
- Invertzucker
- Vanillezucker
- Maissirup
- Dextrose
- Traubenzucker
- Saccharose
- Saccharose

Entscheidend ist auch die Reihenfolge der Zutaten auf dem Etikett. Je höher ein Inhaltsstoff in der Liste ist, desto mehr davon ist im Produkt enthalten. Wenn einer der oben genannten Namen ganz oben auf dem Etikett erwähnt wird, wissen Sie, dass das Produkt weitgehend aus Zucker besteht.

So werden Sie Ihre Zuckersucht los
Was passiert in Ihrem Gehirn, wenn Sie Zucker essen?

Es ist nicht möglich, das naschen einfach so zu stoppen!
"Wenn Sie keinen Zucker mehr essen wollen, essen Sie einfach keinen Zucker mehr", haben Sie wahrscheinlich schon oft gehört. Das klingt logisch, ist aber viel leichter gesagt als getan. Denn tief in Ihnen sehnen Sie sich nach Zucker, nach diesem Gefühl der Zufriedenheit. Ihre Willenskraft wird Ihnen in manchen Situationen helfen, keinen Zucker zu essen, aber in vielen Situationen wird die Versuchung zu groß sein. Der Trick hier ist, immer noch das Verlangen nach Zucker in Ihrem Körper (und immer noch das zufriedene Gefühl) zu bekommen und zu befriedigen, aber auf gesunde Weise. Und das tun Sie, indem Sie gesunde Alternativen für zuckerreiche Lebensmittel in Ihre Ernährung einbauen.
Im Folgenden zeige ich Ihnen 4 Snacks:

- Gekochtes Ei mit Tomaten
- Ungeröstete Nüsse
- Avocado
- Gemüse mit Hummus

Kochen Sie ein paar Eier im Voraus, dann haben Sie sie

griffbereit, wenn der Hunger kommt. Sie können auch Eier für unterwegs mitnehmen, aber lassen Sie sie nicht stundenlang in einer warmen Tasche. Hausgemachter Hummus ist nicht nur viel schmackhafter, sondern auch gesünder, da keine Konservierungsstoffe verwendet werden. Machen Sie mehr davon und frieren Sie ihn in Portionen ein. Unten sehen Sie das Rezept.

Hummus
Zutaten für 2 Personen:
80 g Kichererbsen (ungekocht)
1 Knoblauchzehe geschält
1 TL Zitronensaft
1 ½ Esslöffel Tahini (Sesampaste)
½ Teelöffel Kümmel
2 EL Olivenöl extra vergine
Salz, abgeschmeckt
½ TL Harissa
1 Zweig Petersilie fein gehackt

Vorbereitung:
Die Kichererbsen in kaltem Wasser einweichen und 24 Stunden in den Kühlschrank stellen.
Kochen Sie die Kichererbsen für 40-50 Minuten.
Die Kichererbsen mit Knoblauch, Kümmel, Zitronensaft, Sesampaste und 1 EL Olivenöl in der Küchenmaschine pürieren, bis eine glatte Masse entsteht.
Fügen Sie so viel Wasser hinzu, dass es eine schöne cremige Masse ergibt und würzen Sie die Mischung mit Salz und Harissa.
Tipp: Sie können die gekochten Kichererbsen auch gut im Gefrierfach aufbewahren.

Vergessen Sie nicht zu trinken, denn das kann auch Ihren Hunger stillen. Mit diesen gesunden Alternativen zu Zucker können wir die physische Abhängigkeit von Zucker in Griff bekommen. Sie wissen jetzt genau, was zu tun ist, wenn Sie das Verlangen nach Zucker spüren. Stellen Sie sicher, dass Sie immer einen dieser Snacks oder Mahlzeiten zur Hand haben.

Verlangsamen Sie Ihren Zuckerkonsum oder stoppen Sie Ihn

entschlossen. Überlegen Sie sich, welcher Ansatz Ihnen am meisten liegt. Ein Hinweis: Das Ziel sollte sein, Ihre Zuckersucht zu stoppen und nie wieder Zucker zu essen. Versuchen Sie, Ihre Gedanken danach auszurichten. Es ist das gleiche Prinzip wie, wenn Ihnen jemand sagt: "Stell dir keinen rosa Elefanten vor." Und man kann wetten, dass Sie sich darauf einen rosa Elefanten vorstellen werden.

Finden Sie einen Gedanken, der für Sie funktioniert, und wiederholen Sie ihn, sobald Sie wieder etwas Süßes zu Gesicht bekommen. Hier einige Beispiele.

- ✓ Ich esse gesunde Snacks.
- ✓ Meine Gesundheit ist mir wichtig.
- ✓ Ich brauche das nicht und esse lieber

Verlangsamen Sie Ihren Zuckerkonsum oder starten Sie einen kalten Entzug. Probieren Sie aus, welcher Ansatz bei Ihnen am besten funktioniert. Wichtig: Ziel ist es, Ihre Zuckersucht zu stoppen und nie wieder Zucker zu essen.

Wenn Sie durch einen kalten Entzug die Zufuhr von Zucker beenden, können vorübergehend Kopfschmerzen oder andere Symptome auftreten. Die Schwere ist abhängig davon, wie viel Zucker Sie normalerweise essen und wie empfindlich Ihr Körper ist.

Machen Sie es nicht schwieriger als es ist. Sie müssen nicht unzählige Mengen Literatur darüber lesen. Essen Sie weniger Zucker. Punkt.

Sie werden viel erreichen, wenn Sie erfolgreich aufgehört haben, Süßigkeiten zu essen.

Trinken Sie auch keine Erfrischungsgetränke und Fruchtsäfte aus der Packung mehr. Diese enthalten fast so viel Zucker wie Cola.

Zucker kann unter viele Namen haben. Überprüfen Sie die Inhaltsangaben nicht nur auf das Wort Zucker, sondern auch auf Wörter wie: Dextrose, Glukose-Fructose-Sirup, Fructose, Fructose-Sirup, Glucose Sirup, Sirup, Melasse usw.

Neben Produkten mit Zucker gibt es auch Produkte, die sich in

Ihrem Körper wie Zucker verhalten. Dies sind Produkte, die aus einfachen Kohlenhydraten bestehen. Essen Sie auch weniger von diesen Produkten, um weniger Zucker zu sich zu nehmen.

Die folgenden Produkte verhalten sich in Ihrem Körper wie Zucker. Dies gilt auch für daraus hergestellte Produkte: Brot, Kartoffeln, Reis, Nudeln, Couscous, Mehl, Blätterteig, Pommes, Pommes usw.

Ersetzen Sie so viele diese Produkte durch Gemüse wie möglich.

Gleiten Sie nicht ins Extreme über. Natürlich können Sie noch Brot, Nudeln und Kartoffeln essen. Wählen Sie dabei möglichst Vollkorn- und gesunde Sorten und halten Sie Sie die Portionen klein.

Fett und Eiweiß hemmen die Aufnahme von Zucker in Ihrem Blut. Dies reduziert die negativen Auswirkungen von Zucker im Körper.

Mischen Sie Nudeln, Brot oder Reis mit Fleisch, Fisch, Avocado, Nüssen, Olivenöl usw.

Ihre Zuckersucht hat normalerweise mit Snacks zu tun. Bereiten Sie ihre Ernährung also immer gut vor, damit Sie nicht von all den leckeren Snacks in Ihrer Nähe in Versuchung geraten.

Stellen Sie sicher, dass Sie immer einige Arten von Nüssen zu sich nehmen. Walnüsse, Haselnüsse, Mandeln usw.

Nüsse haben einen hohen Kaloriengehalt, sind aber auch eine gesunde Quelle für pflanzliche Fette. Finden Sie ein Gleichgewicht, essen Sie pro Tag eine Hand voll.

Kombinieren Sie zum Beispiel einige Mandeln mit einer leckeren Orange. Die Fasern aus der Orange und das Fett in den Nüssen reduzieren die Wirkung des Zuckers in der Orange.

Reine Schokolade ist gesund, zwar nicht besonders schmackhaft, aber ein gesunder Snack.

Französischer Hüttenkäse mit frischem oder getrocknetem Obst und einigen Samen oder Nüssen ist ein großartiger Snack.

Sie werden feststellen, dass Sie einige Tage brauchen werden, um vom Zucker wegzukommen. Der Anfang ist immer am schwierigsten.

Wenn Sie Tagträume von Bonbons oder Kuchen erleben, essen Sie etwas Proteinhaltiges, um Ihren Hunger zu stillen. Kochen Sie beispielsweise ein Ei oder machen Sie sich ein Gemüse Omelett.

Zucker im Tee ist auch Zucker. Sie können problemlos Tee ohne Zucker trinken. Das mag anfangs etwas gewöhnungsbedürftig sein, aber sie können es schaffen, sich daran zu gewöhnen, wenn Sie vom Zucker frei werden wollen.

Essen Sie Snacks mit Gemüse. Karotten, Tomaten, Avocado, Sellerie. Tauchen Sie zum Beispiel in die Welt des Hummus ein.

Wenn Sie den kleinen Keks essen, der in Restaurants zu Kaffee serviert wird, wird die Welt nicht untergehen. Atmen Sie ruhig weiter.

Versuchen Sie nicht, perfekt zu werden. Sie müssen Zucker nicht vollständig aus Ihrem Leben entfernen. Sie wollen Ihre Sucht aus Ihrem Leben entfernen. Einmal Süßigkeiten zu essen macht nicht süchtig, keine Sorge. Sie können immer noch gelegentlich Ihre Lieblingssünden genießen.

Genießen Sie die Tatsache, dass Sie Ihr Hungergefühl seltener wird. Weniger Appetit, weniger Ablenkung, weniger Unordnung.

Genießen Sie die Freiheit, die Ihnen das bietet. Sie müssen nicht mehr so oft über Essen nachdenken und können sich mit anderen Dingen beschäftigen

Nach einer Woche werden sehen Sie sehen, wie es Ihrem Körper geht. Sie haben wahrscheinlich schon ein paar hundert Gramm verloren, ohne sonst etwas anderes dafür unternommen zu haben!

Wenn Sie sich nicht mehr so oft hungrig fühlen, wird es viel einfacher, sich gesund zu ernähren und gesunde Entscheidungen zu treffen.

Zielen Sie in erster Linie auf eine pflanzenbasierte Diät ab.

Verfallen Sie nicht der Angewohnheit, Datteln zu essen. Getrocknete Datteln sind wunderbar süß. Je süßer die Früchte sind, desto weniger sollten Sie davon essen. Getrocknete Datteln verhalten sich in Ihrem Körper fast genauso wie Weißbrot.

Essen Sie auch nicht zu viele Bananen. Bananen sind lecker und gesund, aber Sie sollten Sie nicht dazu verwenden, Ihren täglichen Schokoriegel zu ersetzen, wenn Sie Ihre Zuckersucht loswerden möchten.

Hören Sie auf Ihren Körper. Lernen Sie zu erkennen, wann Sie wirklich hungrig sind, und wann Ihr Körper nur nach Fett und Kohlenhydraten fragt, weil er zuckerabhängig ist.

Fühlen Sie, wie Sie fitter, glücklicher, energiegeladener, schlanker und gesünder werden. Fühlen Sie, wie Ihnen weniger oft langweilig wird. Alles, indem Sie weniger Zucker essen und Ihre Ernährung auf schmackhaftere Pflanzensorten umstellen.

Hören Sie auf, Junk-Food zu essen

Sind Sie süchtig nach Chips, Brezeln, Süßigkeiten oder anderen Lebensmitteln, die Sie an einem Automaten erhalten können? Obwohl das Essen von Junk-Food dazu beitragen kann, den Wunsch nach solchen Lebensmitteln zu beseitigen und einen schnellen Snack zu bieten, kann auch das Essen von zu viel Junk-Food zu Übergewicht, einem Energiemangel auf Dauer und in extremen Fällen sogar zu Depressionen führen. Je früher Sie Junk-Food durch gesunde Alternativen ersetzt haben, desto schneller werden Sie sich auf dem Weg zu einem gesünderen und besseren Leben befinden.

Plan vorbereiten

Sie sollten herausfinden, warum Sie aufhören sollten, Junk-Food zu essen. Sobald Sie eine Vorstellung davon haben, welche Schäden Junkfood verursachen kann, und Sie sich der Gesundheitsrisiken bewusst sind, sollten Sie sich langsam klar sein, warum Sie Junk-Food loswerden möchten. Möglicherweise machen Sie sich Sorgen um Ihr Gewicht und möchten Änderungen vornehmen, um ein gesundes Gewicht zu erreichen. Oder Sie sind ein fanatischer Sportler und möchten Ihre Leistung durch den Verzehr von gesünderen Lebensmitteln verbessern. Egal aus welchem Grund, es ist auf jeden Fall ratsam, Junk-Food abzulehnen oder zumindest sorgfältig darüber nachzudenken.

Versuchen Sie, auf einem Blatt Papier den Grund oder die Gründe festzuhalten, aus denen Sie kein Junk-Food essen sollten. Wenn Sie Ihre Gedanken zu Papier bringen, kann das auch Ihre Motivation erhöhen, Junk-Food zu stoppen, und tatsächlich etwas zu ändern.
Erfüllen Sie Ihre Pflicht sich selbst gegenüber. Wenn Sie erst einmal Ihre Motivation festgestellt haben, müssen Sie eine Art Verpflichtung gegenüber sich selbst eingehen. Sie können dies tun, indem Sie einen Vertrag abschließen, der bestimmte Lebensmittel enthält, die Sie nicht mehr essen dürfen. Sie sollten auch Einzelheiten über die Diät, die Sie essen möchten, um Junk-Food zu ersetzen, festlegen, oder die Methoden, mit denen Sie mit den Wünschen nach Junk-Food umgehen. Es ist auch eine gute Idee, die Gründe für diese Änderungen zu Papier zu bringen. Nachdem Sie den Vertrag fertiggestellt haben, müssen Sie ihn unterschreiben und mit einem Datum versehen.

Stellen Sie sicher, dass Sie in Ihrem Vertrag sehr konkret sind, so dass Sie die Selbstverpflichtung, die Sie eingehen, klar im Auge behalten können.

Bewahren Sie Ihren Vertrag an einem Ort auf, an dem Sie ihn jeden Tag sehen können, z. B. aufgehängt an einen Spiegel oder auf Ihren Kühlschrank.

Werfen Sie das Junk-Food, das Sie zuhause haben, weg. Nachdem Sie sich entschieden haben, kein Junk-Food mehr zu essen, sollten

Sie das Junk-Food, das Sie noch zu Hause haben, wegwerfen. Wenn Sie Junk-Food zuhause aufbewahren, während Sie versuchen, Ihre Gewohnheiten umzustellen, wird dies zweifellos zu Problemen führen. Am besten entsorgen Sie den gesamten Bestand. Sie sollten auch aufhören, Junk-Food zu kaufen, und Ihre Mitbewohner bitten, Junk-Food nicht im gemeinsamen Wohnbereich aufzubewahren, damit Sie so wenig wie möglich Verlockungen haben, rückfällig zu werden.

Nutzen Sie Ihre Bequemlichkeit. Die Leute essen Junk-Food oft aus Langeweile oder einfach, weil es sehr einfach ist. Wenn Sie jedoch kein Junk-Food zuhause haben, neigen Sie weniger dazu, extra rauszugehen zu verlassen, um solche Nahrungsmittel aufzutreiben.

Ersetzen Sie Junk-Food durch gesundes Essen. Um sicherzustellen, dass Sie nicht versucht sind, Junk-Food zu kaufen, wenn Sie hungrig sind, müssen Sie ausreichend gesundes Essen auf Lager haben. Zu den gesunden Optionen gehören: Obst, Gemüse, mageres Fleisch, Milch, Eier und Vollkornprodukte. Um die ungesunden Optionen auch im Supermarkt zu vermeiden, empfiehlt es sich, die Gänge in der Mitte zu meiden und stattdessen die Lebensmittel in den äußeren Gängen zu wählen.

Der beste Weg, um sicherzustellen, dass Sie sich gesund ernähren, ist gut vorbereitet zu sein und die gesunden Optionen schnell zur Hand zu haben. Erwägen Sie auch, Ihre Mahlzeiten selbst zuzubereiten.
Bereiten Sie eine Reihe gesunder Snacks vor, damit Sie jederzeit eine schnelle, gesunde Option haben. Bewahren Sie frisches Obst oder geschnittenes Gemüse in Plastiktüten oder Behältern im Kühlschrank auf. Legen Sie Nüsse und Trockenfrüchte in Ihre Sporttasche. Lagern Sie bei der Arbeit fettfreien griechischen Joghurt und Streifenkäse im Kühlschrank.

Trinken Sie während des Tages mehr Wasser. Wasser hält den Feuchtigkeitshaushalt aufrecht und vermittelt ein volles Gefühl zwischen den Mahlzeiten. Trinken Sie genug Wasser während des Tages, um zu verhindern, dass Sie zu Junk-Food greifen. Wenn Sie genug Wasser trinken, neigen Sie weniger dazu, eine Dose Soda oder ein anderes Getränk mit Zucker zu kaufen.

Bleib stark

Erzählen Sie einem Freund von Ihren Absichten. Es ist wichtig, Unterstützung von Freunden und Familie zu erhalten, wenn Sie versuchen, eine große Veränderung in Ihrem Leben vorzunehmen. Vergewissern Sie sich, dass Sie diesen Leuten von Ihrer Absicht erzählen, kein Junk-Food mehr zu essen, und bitten Sie sie um Unterstützung. Ihre Erfolgschancen sind wesentlich größer, wenn Sie andere um Hilfe bitten, anstatt diese Vorhaben allein anzugehen. Dies schafft auch die Möglichkeit damit Sie andere zur Rechenschaft ziehen. Es ist viel einfacher aufzugeben, wenn sich niemand Ihrer Absichten bewusst ist.

Bewusste Essgewohnheiten entwickeln. Man kauft Junk-Food oft, weil man sich nicht darüber bewusst ist, was man isst. Versuchen Sie, Ihre Angewohnheit, Junk-Food zu kaufen, loszuwerden und versuchen Sie stattdessen bewusster zu essen. Achten Sie auf den Geruch, Geschmack und das Aussehen Ihrer Speisen. Versuchen Sie langsam zu essen und essen Sie nicht, wenn Sie abgelenkt sind oder wenn Sie Stressgefühle verspüren.

Stellen Sie sich ein paar Fragen, bevor Sie essen gehen. Stellen Sie sich die folgenden zwei Fragen: Bin ich eigentlich hungrig oder gibt es einen anderen Grund, warum ich jetzt etwas essen möchte? Was will ich? Indem Sie diese Fragen stellen, können Sie wahrscheinlich verhindern, dass Sie Junk-Food kaufen oder etwas essen, das Sie eigentlich nicht mögen.

Lernen Sie, mit Anzeigen und Werbung über Lebensmittel kritisch umzugehen. Menschen essen häufiger zu viel und wählen Junk-Food, nachdem sie Anzeigen oder Anzeigen für Fast Food (Convenience Food) oder Junk-Food gesehen haben. Da es schwierig ist, solchen Anzeigen während des Fernsehens oder im Internet zu entgehen, müssen Sie sich lernen, diese Anzeigen kritisch zu betrachten. Versuchen Sie nicht einfach zu akzeptieren, was die Anzeige oder Anzeige Ihnen zu sagen versucht.

Stellen Sie Fragen zu Werbung oder Anzeigen und versuchen Sie, die Art und Weise, wie das Essen präsentiert wird, kritisch zu betrachten. War etwas übertrieben? Wenn ja, was?

Entwickeln Sie einen gesunden Lebensstil

Machen Sie sich mit gesunden Kochtechniken vertraut. Wenn Sie Junk-Food essen, weil Sie nicht kochen können, ist dies der richtige Zeitpunkt, kochen zu lernen. Wenn Sie wissen, wie Sie gesunde Lebensmittel zubereiten, die Sie tatsächlich essen möchten, ist es weniger wahrscheinlich, dass Sie Junk-Food zu den Tageszeiten zu sich nehmen, an denen Sie essen. Wenn gesundes Kochen für Sie etwas Neues ist, können Sie sich ein Kochbuch mit leicht nachvollziehbaren, leckeren gesunden Rezepten kaufen.

Denken Sie darüber nach: Ein Gemüse ist gesunde Nahrung, bis es mit einem dünnen Teig versehen und gebraten wird. Mit der falschen Zubereitungsmethode können Sie gesundes Essen leicht "ruinieren". Konzentrieren Sie sich auf Grillen, Backen, Kochen, Dämpfen und Braten.

Starten Sie eine Routine, die Ihnen ausreichend Bewegung gibt. Wenn Sie genug Übung mit einer Routine haben, hat dies mehrere gesundheitliche Vorteile. Dies variiert von der Verbrennung von mehr Kalorien bis zur Verringerung der Wahrscheinlichkeit, dass bestimmte Erkrankungen auftreten. Wenn Sie als Teil eines größeren Ziels aufhören möchten, Junk-Food zu essen, nämlich dem Vorhaben, gesünder zu werden, müssen Sie auch eine Routine entwickeln, mit der Sie genügend Bewegung bekommen. Versuchen Sie mindestens dreißig Minuten pro Tag zu trainieren. Zu Fuß gehen ist eine großartige Option, wenn Sie gerade erst anfangen.

Stellen Sie sicher, dass Sie genug Schlaf bekommen. Unzureichender Schlaf kann Ihre Impulskontrolle und Entscheidungsfähigkeit beeinflussen, was zu schlechten Entscheidungen bei der Nahrungswahl führen kann. Menschen mit Schlafmangel verzehren häufiger fetthaltige und zuckerhaltige Nahrungsmittel und durchschnittlich eine höhere Kalorienzufuhr.

Untersuchungen haben gezeigt, dass Menschen, die weniger schlafen, mehr Kohlenhydrate benötigen. Sie können dies vermeiden, indem Sie jede Nacht genug schlafen.

Stellen Sie sicher, dass Sie jede Nacht zwischen sieben und neun Stunden schlafen, um zu vermeiden, dass Sie Junk-Food essen. Jeder Mensch ist anders, so dass Sie möglicherweise mehr oder weniger Schlaf brauchen. Dies hängt unter anderem von Ihrem Alter und der Menge an Bewegung ab, die Sie während des Tages ausüben.

Erhalten Sie einen Einblick in die Gefahren von Junk-Food

Denken Sie über den Zweck der Ernährung nach. Was denken Sie über Ernährung? Wenn Sie die Ernährung als Brennstoff für Ihren Körper betrachten, werden Sie wahrscheinlich weniger Junk-Food essen. Denken Sie über die Vorteile von gesunden Lebensmitteln wie Obst, Vollkornprodukten und magerem Protein statt Junk-Food nach. Gesunde Ernährung bietet Ihnen einen besseren Treibstoff für Ihren Körper, damit Sie in Sachen Sport, Denken und Funktion die besten Ergebnisse erzielen können.

Machen Sie sich mit den Problemen vertraut, die mit Junk-Food verbunden sind. Wenn Sie die vielen Probleme erkennen, die durch den Verzehr von Junk-Food verursacht werden können, ist es möglicherweise einfacher für Sie, auf solche Nahrungsmittel zu verzichten. Junk-Food enthält oft nicht nur mehr Zucker, Fett und Kalorien als eine gesunde Ernährung, es enthält auch weniger Nährstoffe und bietet nicht den gleichen Sättigungsgrad wie eine gesunde Ernährung.

Nährwerte: Der Nährwert bezieht sich auf die Menge an Vitaminen und Mineralien, die ein bestimmtes Lebensmittel enthält. Vitamine und Mineralstoffe sind ein natürlicher Bestandteil von gesunden Lebensmitteln, werden jedoch bei der Verarbeitung der Zutaten aus dem Junk-Food entfernt.

Sättigung: Junk-Food bietet nicht das langfristige Sättigungsgefühl (ein Gefühl des Satt-seins), das sie mit dem Verzehr von gesundem Essen erhalten. Daher nehmen Sie wahrscheinlich mehr Kalorien zu sich, wenn Sie Junk-Food essen.

Werden Sie sich der Auswirkungen von Junk-Food auf Ihre Gesundheit bewusst. Das Essen von Junk-Food erhöht Ihre

Kalorienzufuhr, was zu einer Gewichtszunahme führen kann. Wenn Sie übergewichtig oder sogar fettleibig werden, leiden Sie an höheren Risiken für bestimmte Erkrankungen. Beispiele für Erkrankungen, die mit Fettleibigkeit zusammenhängen, sind:

- ✓ Schlaganfälle
- ✓ Hoher Blutdruck
- ✓ Herzkrankheit
- ✓ Einige Krebsarten
- ✓ Diabetes
- ✓ Schlafapnoe
- ✓ Gallenblasenerkrankungen
- ✓ Gicht
- ✓ Osteoarthrose
- ✓ Depression

Rufen Sie einen guten Freund an, wenn die Gefahr droht, dass Sie zu einem ungesunden Happen verführt werden. Oder versuchen Sie, sich für eine Weile abzulenken, indem Sie zum Beispiel einen Spaziergang machen oder ein Buch lesen.

Entgiftung

WIE "ENTGIFTE" ICH MEINEN KÖRPER?

Die Entgiftung des Körpers ist derzeit ein großer Trend und trägt eine Vielzahl an Namen, einschließlich "Entgiftung", "Entschlackung" oder "Selbstheilung". Alle diese Phänomene beschreiben den gleichen Prozess: Ihren Körper von allen Giftstoffen zu befreien und ihn sozusagen von innen heraus zu reinigen.

Ihr Körper verfügt über eine Reihe von Mechanismen, um sich selbst zu entgiften, aber manchmal sind die negativen Auswirkungen der Umgebung im Überfluss vorhanden, und Sie fühlen sich möglicherweise müde, leiden an Energie oder werden öfter krank. Der Zweck der Entgiftung des Körpers besteht darin, sich besser, gesünder und effizienter zu fühlen. Die Schadstoffe können sich auf Ihre körperliche und geistige Leistungsfähigkeit auswirken, sich in Ihre Zellen einbetten und Ihr Immunsystem schwächen. Was helfen kann, ist die Entgiftung des Körpers, die etwa einmal im Jahr sinnvoll ist.

Aber was passiert genau bei der Entgiftung? Das zentrale Ziel ist der Transport von Schadstoffen aus Blut, Leber, Darm, Haut, Nieren, Lymphsystem und Lunge. Wie funktioniert das? Ganz oben auf der Liste steht die Ernährung, aber auch die Reduktion von Stress und Schadstoffen aus der Umwelt spielen eine wichtige Rolle!

Viele assoziieren die Entgiftung des eigenen Körpers mit einer komplexen und teuren Behandlung, bei der nur Trinkwasser und Tee erlaubt sind. Es gibt aber auch unzählige Möglichkeiten, Ihren Körper von zu Hause aus zu entgiften - ohne Qual und ohne strengen Plan oder Vorschriften. Manchmal reicht es aus, den körpereigenen Entgiftungsprozess mit kleinen "Hacks" zu unterstützen.

6 TIPPS WIE SIE IHREN KÖRPER ZUHAUSE ENTGIFTEN

Eine Entgiftung kann auch von zu Hause aus gut funktionieren, aber am besten ist, Sie überzeugen sich selbst davon. Alles, was Sie tun müssen, ist, einige Dinge an Ihre Ernährung und Ihren Lebensstil anzupassen. Diese Veränderungen können die Menge an Toxinen in Ihrem Körper erheblich reduzieren und so Ihr Wohlbefinden und Ihre Leistungsfähigkeit verbessern. Die folgenden 6 Entgiftungsmethoden eignen sich am besten zur Entgiftung von Leber, Nieren, Darm und Gehirn:

1. Antioxidantien

Ihr Körper verfügt bereits über eine starke Waffe, die eindringende Schadstoffe bekämpfen kann. Diese Waffe nennt man Antioxidantien. Diese Antioxidantien finden sich beispielsweise in Form von Vitamin C in vielen Obstsorten, in grünem Tee, schwarzem Pfeffer oder in Omega-3-Fettsäuren, insbesondere Astaxanthin. Antioxidantien sorgen dafür, dass die Zellen in Ihrem Körper und in Ihrem Gehirn geschützt werden und nicht durch schädliche Substanzen angegriffen werden. Antioxidantien sind der natürlichste Weg, Ihren Körper von zu Hause zu entgiften.

Wie eine Studie aus China gezeigt hat, helfen Antioxidationsmittel dabei, reaktive Sauerstoffverbindungen in Ihrem Körper zu eliminieren. Diese Sauerstoffverbindungen werden als freie Radikale bezeichnet und reagieren mit den Zellen in Ihrem Körper. Das heißt, sie greifen Ihre Zellen an und lassen sie schneller altern. Dies ist nicht nur ein Problem für die Gesundheit Ihres Körpers, sondern auch für die Ihres Gehirns.

Wie eine Studie der University of Texas gezeigt hat, schützen Antioxidantien die Neuronen in Ihrem Gehirn. Die Studie ergab, dass neurodegenerative Erkrankungen in Regionen, in denen Antioxidantien ein wesentlicher Bestandteil der Ernährung sind, selten auftreten und im Gegenteil noch bessere geistige Fähigkeiten aufweisen. Sie sind also definitiv die beste Wahl, um den Körper von innen heraus zu entgiften.

Nicht jeder hat die Zeit, einen ausgeklügelten Ernährungsplan zu entwickeln, der viele Antioxidantien enthält. Wenn Sie etwas Gutes für Ihr Wohlbefinden tun möchten, kann Ihnen BRAINEFFECT MOOD helfen. Es enthält L- Trytophan, die Vorstufe von Serotonin.

2. Stress reduzieren

Es klingt leichter als gesagt, aber Stress ist einer der wichtigsten Faktoren, die Sie eliminieren können, wenn Sie Ihren Körper entgiften möchten. Stress wird insbesondere zu einem Problem, wenn er chronisch ist, da sich Ihr Körper in einer Stresssituation in einem permanenten Notfallzustand befindet.

Wie eine Studie der Stanford University gezeigt hat, schädigt dieser Zustand viele wichtige Funktionen in Ihrem Körper. Das Immunsystem funktioniert nicht so gut, das Herz-Kreislauf-System ist geschwächt und Stress ist auch das absolute Gift für Ihre geistige Leistungsfähigkeit!

Forscher der Stanford University haben nun herausgefunden, warum. Wenn Sie chronisch gestresst sind, wird das Hormon Cortisol ständig freigesetzt. Cortisol sorgt für eine schnellere Alterung der Nervenzellen in bestimmten Teilen des Gehirns und verhindert sogar die Bildung neuer Nervenzellen. Wenn Sie also Ihren Körper entgiften wollen, ist die Reduzierung von Cortisol sicherlich einer der wichtigsten Faktoren für die Verbesserung Ihrer allgemeinen Gesundheit und geistigen Leistungsfähigkeit!

3. Atmen Sie Toxine aus

Eine der entspannenden Arten, den Körper zu entgiften, ist die Sauna. Sauna hilft nicht nur beim Stressabbau, sie entgiftet den Körper auch auf andere Weise. Zum einen stimuliert die Wärme den Stoffwechsel und stärkt das Immunsystem. Besonders die Wärme wirkt sich jedoch auf die Entgiftung über die Haut aus. Wenn es heiß ist, fängt Ihr Körper an zu schwitzen, um sich abzukühlen. Dies führt zwar zu einem Feuchtigkeitsverlust, aber Substanzen werden durch Schweiß abgeführt, darunter Giftstoffe.

Während der Sauna steigt Ihre Körpertemperatur an, was zu einer stärkeren Durchblutung der Zellen führt. Dieser erhöhte Blutfluss ist auch nützlich für die Entgiftung des Körpers, da die Giftstoffe schneller entfernt werden können. Der letzte positive Nebeneffekt: Die Hitze und der Schweiß bringen die oberen Hautschichten zum Anschwellen und abgestorbene Hautzellen werden abgestoßen. Die Sauna ist also definitiv ein Allrounder und kann Ihren Körper nach innen und außen entgiften.

4. Trinken Sie weniger Alkohol und vermeiden Sie Nikotin

Sie haben es in der Hand und entscheiden, welche Schadstoffe Sie Ihrem Körper zufügen. Natürlich werden Alkohol und Nikotin von vielen als Stimulanzien angesehen, die Ihnen ein Gefühl der Entspannung geben können. Für Ihren Körper sind die beiden jedoch genau das Gegenteil, nämlich Schadstoffe. Wenn Sie Ihren Körper entgiften möchten, sind Alkohol und Nikotin die zwei wichtigsten Verunreinigungen und Vergiftungen, die Sie vermeiden sollten.

Die Inhaltsstoffe der Zigarette schädigen zunächst nicht nur Ihre Lunge, sondern wirken sich auch auf Ihr Herz, Ihr Immunsystem und Ihre Haut aus. Dein Körper hat dagegen keine Abwehrmöglichkeiten. Die Schadstoffe von Nikotin kann Ihre Körper nicht kompensieren oder reduzieren. Ein großer Teil des Alkohols muss in der Leber mit viel Mühe abgebaut werden. Dieser Prozess schädigt die Zellstruktur der Leber und kann den Abbau von Fettsäuren verzögern.

5. Die richtige Diät

Ein weiterer Tipp richtet sich an die innere Entgiftung des Körpers. Denn alles, was Sie essen, hat Auswirkungen auf die Gesundheit Ihres Körpers. Viele wissen nicht, wie viele Gifte sie täglich ihren Körpern zuführen. Auf der anderen Seite gibt es eine große Anzahl von Lebensmitteln, die für die Gesundheit Ihres Darms von Vorteil sind und sogar Giftstoffe binden können. In erster Linie sind ballaststoffreiche Lebensmittel wie Vollkornprodukte, Leinsamen und frische Beeren. Diese enthalten Fasern, die Giftstoffe im Darm binden und die Ausscheidung fördern.

Aber auch in kleinen, unauffälligen Speisen liegt große Kraft. In erster Linie hat Knoblauch eine Art vorbeugenden Effekt, wenn es um die Entgiftung des Körpers geht. Knoblauch hat antibakterielle und antibiotische Eigenschaften, die den Körper vor Krankheiten schützen, Entzündungen reduzieren und das Immunsystem stärken! Darüber hinaus ist es wichtig, viel Wasser zu trinken - am besten 2-3 Liter pro Tag.

Es ist sogar besser als das Vermeiden von Schadstoffen, und von vornherein gesunde Nahrungsmittel zu essen, die Schadstoffe binden und dadurch den Körper besser entgiften. Der Superstar der

Nahrung, die den Körper entgiftet, ist die Chlorella- Alge oder das Chlorella- Pulver. Durch die Bindung von Schadstoffen an sich lösen Chlorella- Algen diese aus dem Körper und wirken sehr entgiftend. Im grünen Frühstücks- Smoothie lässt sich das Pulver gut integrieren! Darüber hinaus ist die Paleo- Diät eine ausgezeichnete Diät für einen gesunden Körper.

6. Probiotika

Neben dem Detox-Programm können Prokultur-Kapseln wie GUARD, i. Milchsäurebakterien, die die natürliche Darmflora unterstützen und so für ein besseres Wohlbefinden sorgen, hilfreich sein. Wenn der Darm gesund ist, wirkt sich dies direkt positiv auf unsere Leistungsfähigkeit aus. Nicht umsonst wird der Darm auch "unser zweites Gehirn" genannt. Umso wichtiger ist es, ihm alles zu geben, was er braucht, um seine Funktionen so gut wie möglich zu erfüllen. Probiotika sind in Joghurt, Hüttenkäse oder Sauerkraut und fermentierten Gurken enthalten.

Diäten und Ernährungsarten

Wenn Sie einer Diät folgen möchten, um Gewicht zu verlieren, ist es wichtig, zuerst eine Diät zu wählen, die zum Gewichtsverlust führt. Es gibt Hunderte von verschiedenen Diäten auf dem Markt, und diese Diäten fallen in verschiedene Kategorien. Sind Sie neugierig, welche Kategorien von Diäten es gibt, damit Sie wissen, welche Diäten Sie wählen können, um abzunehmen? Zu jeder Diätgruppe können Sie nicht nur nachlesen, welche Diäten in diese Gruppe fallen, sondern auch, was die Vorteile und Nachteile dieser spezifischen Gruppe von Diäten sind.

Vor einer Diät: Welche Diät passt zu mir?
Dutzende verschiedener Arten von Ernährungsplänen fallen unter die vier Hauptkategorien mit Diäten. Wenn Sie einer Diät folgen möchten, ist es sehr schwer zu bestimmen, welche Diät wirklich zu Ihnen passt. Um Ihnen ein bisschen bei der Auswahl der perfekten Diät zu helfen, möchten wir Ihnen die Schritte beschreiben, die Sie zur Suche nach der perfekten Diät befolgen sollten.

Schritt 1: Wählen Sie die Kategorie mit Diäten, die am besten zu Ihnen passt. Trainieren Sie viel? Dann passt die Sportdiätkategorie am besten zu Ihnen. Wenn Sie keinen Sport mögen, entscheiden Sie sich vielleicht für eine Diät aus der Kategorie der regulären Diäten. Wenn Sie bereits mehrere reguläre Diäten befolgt haben und dies noch nie erfolgreich war, können Sie sich für eine Diät mit Mahlzeitenersatz entscheiden. Von einer Crash-Diät wird immer abgeraten, weil diese Diäten einfach nicht gesund sind.

Schritt 2: Stellen Sie eine Liste der Diäten innerhalb einer bestimmten Kategorie zusammen und markieren Sie die Diäten, die nicht zu Ihnen passen. Jede Diätkategorie umfasst Dutzende verschiedener Arten von Ernährungsplänen, die Sie unten finden können. Sobald Sie einen Einblick in die verschiedenen Diäten haben, aus denen Sie noch wählen können, streichen Sie zunächst die Diäten weg, die aktuell nicht für Sie passend sind. Wenn Sie zum Beispiel nichts mit der Paleo-Diät zu tun haben, dann streichen Sie diese Diät sofort.

Schritt 3: Befassen Sie sich mit den verbleibenden Diäten und wählen Sie aus ihnen die beste Diät. Wenn Sie nur noch einige Diäten auf Ihrer Liste haben, können Sie diese genau studieren. Sie sehen nicht nur, was Sie bei unterschiedlichen Diäten essen dürfen, sondern auch, was Sie nicht essen dürfen. Sie sehen auch, was Sie benötigen, um eine Diät zu befolgen, ob eine Diät schwer einzuhalten ist und wie teuer eine Diät (ungefähr) ist. Streichen Sie Diäten weg, die nicht zu Ihnen passen, und tun Sie dies, bis nur noch eine Diät übrig ist. Diese Diät ist der Gewinner und eignet sich höchstwahrscheinlich am besten für Sie.

Energieangereicherte Diät

Menschen, die sich in einem schlechten Ernährungszustand befinden, wird eine mit Energie angereicherte Diät verschrieben. Dies kann nach einer größeren Operation, Krebs, Anorexia nervosa oder Unterernährung geschehen. Normalerweise wird eine mit Energie angereicherte Diät mit einer proteinangereicherten Diät kombiniert.

Energiebeschränkte Diät

Menschen mit Übergewicht wird eine energetisch beschränkte Diät verordnet. Das Ziel dieser Diät ist es, Körpergewicht zu verlieren. Dies wird erreicht, indem mit der Ernährung weniger Energie eingenommen wird als verbraucht wird. Das heißt also:

- Der Verzehr von wenig energieerzeugenden Nahrungsmitteln
- Der Verbrauch von viel Energie (und damit die Ausübung von mehr körperlicher Bewegung).

<u>Allgemeine Richtlinien für die energiebeschränkte Diät sind:</u>

- der begrenzte Verehr von Lebensmitteln, die reich an energieproduzierenden Substanzen sind;
- der Verzehr vieler Nahrungsmittel, die reich an Ballaststoffen sind, um den Hunger zu bekämpfen;
- langsames Essen und gutes Kauen, damit man sich dem Essen bewusst ist.

- zu festen Zeiten und an einem festen Ort essen, um die Verwendung von Zwischenmahlzeiten zu begrenzen.

Punkte für die Vorbereitung einer energiearmen Diät sind:

- Wählen Sie Zubereitungstechniken aus, bei denen wenig oder kein Fett verwendet wird, z. B. Grillen oder Kochen.
- Verwenden Sie viel Suppengemüse und Kräuter, wenn Sie Suppe zubereiten.
- Verwenden Sie nur die Sauce an sich zum Verzehr, nicht das entstandene Fett.
- Essen Sie Vollkornbrot, Vollkornmakkaroni, braunen Reis und dergleichen;
- Essen Sie zu den Mahlzeiten und als Snack eine Portion rohes Gemüse;
- Gemüse ohne die Verwendung von Butter, Margarine oder Sauce zubereiten;
- Essen Sie keine Vanillepudding, Pudding oder gebackene Gerichte als Dessert, sondern Obst, Joghurt oder Quark;
- Verwenden Sie viele frische Zutaten.

Diabetes mellitus- Diät

Diabetes mellitus oder Diabetes ist eine Krankheit, bei der die Bauchspeicheldrüse kein oder unzureichendes Insulin produziert.

Allgemeine Richtlinien für eine Diabetes mellitus- Diät sind:

- Verwenden Sie täglich etwa die festgelegte Menge an Kohlenhydraten.
- Verteilen Sie die Menge an Kohlenhydraten regelmäßig über den Tag.
- Zucker ist zulässig, sofern berücksichtigt wird, dass Zucker Kohlenhydrate sind;
- Es sollte nicht zu viel Fett verzehrt werden, da auch der Fettstoffwechsel bei Insulinmangel etwas gestört ist.

Bei der Zusammenstellung einer Diabetes-Mellitus- Diät sind folgende Punkte zu beachten:

Verzehren Sie eine Margarine oder eine fettarme Margarine mit einem hohen Anteil an mehrfach ungesättigten Fettsäuren.

Wählen Sie Zubereitungstechniken, die wenig oder kein Fett benötigen. Süßungsmittel in Maßen verwenden.

Mit Ballaststoffen angereicherte Diät

Bei Verstopfung und anderen Darmerkrankungen wird eine mit Ballaststoffen angereicherte Diät verordnet. Das Ziel der Diät ist es, einen regelmäßigen und geschmeidigen Stuhlgang zu fördern.

Allgemeine Richtlinien für die mit Ballaststoffen angereicherte Diät sind:

- Verzehren Sie viele Nahrungsmittel, die reich an Ballaststoffen sind;
- Achten Sie bei der Zubereitung von Mahlzeiten auf die Konservierung von Ballaststoffen.
- Verwenden Sie viel Feuchtigkeit bei der Zubereitung und beim Verzehr.
- Verzehren Sie Lebensmittel, die direkt abführend wirken;
- Verwenden Sie keine stopfenden Lebensmittel wie Bananen, weißen Reis und nassen Reis, Blaubeersaft, geriebenen Apfel, Zimt und lang gezogenen Tee ohne Milch.

Bei der Zusammenstellung einer mit Ballaststoffen angereicherten Diät sind folgende Punkte zu beachten:

- Kochen Sie Gemüse kurz und verzehren Sie es, wenn möglich roh;
- Essen Sie rohes Gemüse für Snacks oder als Brotaufstrich;
- Essen Sie ggf. Kleie in Joghurt, Brei, Fleischbällchen und dergleichen.

Proteinangereicherte Diät

Eine proteinangereicherte Diät wird verschrieben:

- bei Krankheit;
- nach schweren Verbrennungen oder anderen Gewebeschäden oder Bestrahlungen bei Krebs;
- nach längerfristiger Unterernährung.

Allgemeine Richtlinien für eine mit Proteinen angereicherte und mit Energie angereicherte Ernährung sind:

- Es gilt, eine Diät zusammenzustellen, die viele Proteine

enthält, aber auch genügend Fette und Kohlenhydrate;
- Verzehren Sie Lebensmittel, die reich an emulgierten Fetten sind, wie Butter, Sahne und Milch;
- Verzehren Sie kohlenhydratreiche Lebensmittel oder Lebensmittel, die an verschiedene Kohlenhydrate enthalten.
- Verzehren Sie vorzugsweise sechs kleine Mahlzeiten pro Tag.
- Der Appetit soll angeregt werden.

<u>Die Aufmerksamkeit bei der Zubereitung einer proteinangereicherten und mit Energie angereicherten Diät liegt auf:</u>

Eine proteinreiche Ernährung besteht aus mindestens:
- mindestens 0,75 - 1 Liter Milch und Milchprodukte pro Tag;
- 2 Scheiben Käse oder 1 Ei pro Tag;
- 150 Gramm mageres Fleisch, Fisch oder Hähnchen pro Tag.

Stellen Sie zudem eine energiereiche Ernährung sicher durch:
- Vollmilch und Milchprodukte;
- Butter oder Margarine;
- ungeschlagene Schlagsahne;
- Nährzucker.

Die Sportdiät

Eine Sportdiät ist eine spezielle Diät, die nicht nur zum Abnehmen entwickelt wird, sondern vor allem zur Unterstützung des Körpers im Fitnessstudio oder beim Training befolgt wird. Während andere Diäten den Schwerpunkt hauptsächlich auf die Reduzierung der Kalorienzufuhr legen, indem der Verzehr bestimmter Nahrungsmittel reduziert werden, konzentrieren Sie sich bei der Sportdiät hauptsächlich auf Lebensmittel, die Sie essen dürfen. Sie essen auch viele dieser Lebensmittel sofort, sodass Sie im Fitnessstudio viel Energie erhalten und Ihre Muskeln beim Training optimal unterstützt werden.

Wenn Sie eine Sportdiät befolgen, essen Sie oft viel Sporternährung. Dies können natürliche Nahrungsmittel sein, aber auch Proteinpulver, Shakes und andere künstliche Nahrungsmittel, die Ihren Körper im Fitnessstudio optimal unterstützen sollen. Eine

Sportdiät ist nicht nur empfehlenswert, wenn Sie abnehmen möchten, sondern auch, wenn Sie einen muskulöseren Körper haben möchten und diese Aufgabe unterstützen wollen. Bodybuilder folgen fast immer einer Sportdiät, so dass sie im Fitnessstudio optimal trainieren können und einen muskulösen Körper bekommen.

Einige Beispiele für die Sportdiät sind die Fitnessdiät und die Eiweißdiät. Beide Diäten zielen darauf ab, Nahrungsmittel zu konsumieren, die für das Fitnessstudio und das Training gut sind, damit Sie hier die besten Ergebnisse erzielen können.

Die Vor- und Nachteile von Sportdiäten

Wenn Sie einer Sportdiät folgen, profitieren Sie von verschiedenen attraktiven Vorteilen. Die folgenden Sportvorteile sind folgende:

Sie haben mehr Energie zur Verfügung und können im Fitnessstudio besser trainieren und Ergebnisse erzielen.

Wenn Sie die richtigen Lebensmittel zu sich nehmen, sehen Sie nach einer Trainingseinheit im Fitnessstudio mehr und schnellere Ergebnisse.

Sie verlieren schnell an Gewicht und erhalten bei entsprechendem Training einen völlig anderen Körper mit mehr Muskeln, mehr Form und weniger Fett.

Das Befolgen einer Sportdiät hat jedoch auch einige Nachteile, nämlich:

- Eine Sportdiät ist oft nicht das angenehmste Erlebnis. Nach einer Weile sind die Shakes und viele Proteine, die Sie essen müssen, nicht mehr schmackhaft und außerdem tendiert diese Diätform oft dazu, ziemlich einseitig zu sein.
- Sie müssen eine Menge Sport betreiben, um wirklich von einer Sportdiät zu profitieren. Wenn Sie nicht oder kaum Sport treiben, werden sich keine Unterschiede zeigen, wenn Sie eine Sportdiät befolgen.

Im Allgemeinen eignet sich die Sportdiät nur für Personen, die wirklich regelmäßig im Fitnessstudio anzutreffen sind und dort viel Krafttraining betreiben. Sind Sie nicht oft im Fitnessstudio oder machen Sie hauptsächlich Kardio-Training? Dann passt diese Diät nicht zu Ihnen. In diesem Fall stehen die Chancen gut, dass Sie sogar Gewicht zulegen, indem Sie die Diät befolgen, da Sie viel essen müssen, wenn Sie einer der vielen Sportdiäten folgen. Wenn Sie nicht viel trainieren, wiegen Sie am Ende möglicherweise als vorher.

Die reguläre Diät

Die zweite Kategorie von Diäten, denen Sie folgen können, um Gewicht zu verlieren, sind die regulären Diäten. Dies sind alle anderen Diäten, die Sie nicht befolgen, weil Sie sich viel bewegen, um schnell abzunehmen oder mit Mahlzeitersatz abzunehmen. Dies sind oft Diäten von Lebensmittelexperten, Wissenschaftlern und Diät-Gurus, die Sie für längere Zeit befolgen können.

Die meisten Menschen, die zum ersten Mal eine Diät machen, wählen eine Diät aus dieser Kategorie. Dies liegt nicht nur daran, dass viele bekannte Diäten in diese Kategorie fallen, sondern auch daran, dass diese Diäten für mehr Menschen geeignet sind als Sportdiäten oder Diäten mit Mahlzeitenersatz. Wenn Sie zu einem Ernährungsberater gehen, erhalten Sie oft eine Diät dieser Kategorie, die Ihnen vorgeschlagen wird, um abzunehmen.

Einige Diäten, die in diese Kategorie fallen, sind Diäten wie die laktosefreie Diät, die kohlenhydratarme Diät, die Paleo-Diät und die Sonja Bakker-Diät. Dies sind ziemlich beliebte Diäten, die auf der ganzen Welt befolgt werden, um Gewicht zu verlieren und manchmal gute Ergebnisse zu bringen. Dies ist nicht immer der Fall, denn selbst bei diesen Diäten müssen Sie große Anstrengungen unternehmen, um gute Ergebnisse zu erzielen. Wenn Sie sich nicht bemühen, einer Diät zu folgen, werden die Ergebnisse weniger gut sein.

Die Vor- und Nachteile einer Diät der Kategorie "Reguläre Diäten"

Eine regelmäßige Diät bringt eine Reihe von Vorteilen mit sich, nämlich: Es gibt so viele Diäten, die in diese Kategorie fallen, dass Sie leicht eine Diät finden können, die wirklich zu Ihnen passt.

Die Diäten dieser Kategorie sind im Allgemeinen relativ einfach zu befolgen und leicht in den Alltag zu integrieren. Dies ist zum Beispiel bei einer Crash-Diät ganz anders. Wenn Sie die Diät gut befolgen, können Sie viel Gewicht verlieren.

Eine Diät innerhalb dieser Kategorie hat folgende Nachteile:
Bei Regelmäßigen Diäten ist oft ein Jo-Jo-Effekt zu beobachten: Personen verlieren Gewicht, wenn sie die Diät befolgen, kehren aber bald zu ihrem Ursprungsgewicht zurück, wenn sie die Diät abbrechen.

Die regulären Diäten müssen ordnungsgemäß befolgt werden, da Sie sonst nicht abnehmen und es keinen Effekt hatte, die Diät gewählt zu haben.

Eine regelmäßige Diät kann recht teuer sein. Manchmal muss man bezahlen, um einen Plan für eine Diät zu erhalten, außerdem sind die gesunden Nahrungsmittel einer normalen Diät oft recht teuer.

Der beobachtete Jo-Jo-Effekts ist vor allem der Grund, warum Personen regelmäßigen Diäten nicht einhalten. Wenn Sie Erfahrungen mit Diäten haben, und nach jeder Diät wieder Ihr Ursprungsgewicht erreicht haben, ist es naheliegend, dass Ihnen die Lust auf Diäten vergangen ist.

Die Crash-Diät und die Diät mit Mahlzeitenersatz
Eine Crash-Diät ist eine Diät, die Sie für kurze Zeit befolgen. Das kann gar nicht anders sein, denn mit der Crash-Diät isst man so wenig und einseitig, dass die Diät zu ungesund ist, um sie langfristig zu befolgen. Während eine normale Frau durchschnittlich 2000 Kalorien und ein Mann durchschnittlich 2500 Kalorien pro Tag benötigt, um zu funktionieren, beinhaltet eine Crash-Diät oft nur die Hälfte dieses Kalorienbedarfs. Das bedeutet, dass Sie viel Gewicht verlieren, dies geht jedoch zu Lasten Ihrer Gesundheit und Fitness. Wenn Sie einer Crash-Diät folgen, werden Ihre Fettreserven abgebaut, damit Ihr Körper genügend Energie erhält. Obwohl Sie sich wahrscheinlich genau das wünschen, um abzunehmen, ist es alles andere als gesund. Außerdem kann der Körper oft nicht genug Energie aus den Fettreserven bekommen, was den Effekt hat, dass man sich müde und leblos fühlt.

Sie können einer Crash-Diät bis zu einer Woche folgen. Dies

scheint ein großer Vorteil zu sein, denn es bedeutet, dass Sie eine Diät nicht lange machen müssen, um viel Gewicht zu verlieren. Zu beachten ist, dass Sie die Diät zwar nur kurz einhalten, die Ergebnisse der Diät aber auch nur kurzfristig sind. Sie folgen der Diät für eine Woche, Sie sind ungefähr eine Woche dünner als Sie es normalerweise sind und legen dann wieder Ihr altes Gewicht zu. Auf diese Weise haben Sie danach Ihr altes Gewicht wieder, oder sind noch schwerer.

Die meisten Menschen, die eine Crash-Diät befolgen, tun dies aufgrund eines besonderen Anlasses. Sie haben bald eine Hochzeit und möchten besonders schlank aussehen, sie wollen zu einer wichtigen Party ein schönes Kleid tragen oder sie fahren in den Urlaub und möchten schwimmen können, ohne sich ihres Körpers schämen zu müssen. Wenn Sie langfristig dünner sein möchten, sind die Diäten, die in die Kategorie der Crash-Diät fallen, nicht für Sie geeignet.

Einige Beispiele für Crash-Diäten, die es gibt, um kurzfristig schnell abzunehmen, sind die Krankenhausdiät, die Suppendiät, die Ei-Diät und die Reis-Diät. Mit Diäten wie der Suppendiät und der Ei-Diät essen Sie hauptsächlich eine Woche lang Suppe und Eier, was bedeutet, dass Sie viel Gewicht verlieren. Das hört sich zwar gut an, ist aber nicht gerade gesund und auch schwer zu ertragen. Nachdem Sie drei Tage lang Eier gegessen, benötigt Ihr Körper andere Nährstoffe und Sie möchten auch etwas anderes essen.

Die Vor- und Nachteile von Crash-Diäten

Tatsächlich gibt es nur einen Vorteil, die eine Crash-Diät mit sich bringt. Der einzige Vorteil dieser Arten von Diäten ist, dass Sie sehr schnell und sehr viel Gewicht verlieren können. Wenn Sie eine Crash-Diät befolgen, können Sie innerhalb einer Woche bis zu fünf Kilo abnehmen.

Während eine Crash-Diät nur einen einzigen Vorteil hat, haben diese Arten von Diäten viele verschiedene Nachteile. Die Hauptnachteile einer Crash-Diät sind folgende:

Eine Crash-Diät ist nicht gesund und nur eine Woche lang durchgeführt werden.

Sie fühlen sich müde und leblos, wenn mit einer Crash-Diät leben.

Eine Crash-Diät ist einseitig und schwer zu halten.

Die Ergebnisse einer Crash-Diät sind vorübergehend und verschwinden nach einer Woche bis zwei Wochen.

Ich bin der Ansicht, dass eine Diät immer gesund sein sollte. Wenn Sie eine Crash-Diät befolgen, folgen Sie keiner gesunden Diät und können damit Ihrem Körper schaden. Da Crash-Diäten niemals gesund sind, empfehlen wir Ihnen, diese Diäten niemals zu befolgen, um abzunehmen. Wenn Sie in kurzer Zeit viel abnehmen möchten, gibt es andere Möglichkeiten, dies zu tun. Entscheiden Sie sich auf jeden Fall für eine gesunde und verantwortungsbewusste Ernährung, denn Sie müssen unter allem Umständen auf Ihren Körper achten.

Die Vor- und Nachteile von Diäten mit Mahlzeitenersatz

Das Befolgen einer Diät mit Mahlzeitenersatz bringt einige Vorteile mit sich, nämlich:

Mahlzeitenersatz ist fertig oder muss nur mit Wasser aufbereitet werden. Sie müssen nicht täglich Stunden in der Küche verbringen, um diese Diät zu befolgen.

Durch Mahlzeitenersatz fühlen Sie sich satt, was bedeutet, dass Sie keinen Hunger haben, wenn Sie diese Diät befolgen.

Sie müssen nicht alle Mahlzeiten durch Ersatzmahlzeiten ersetzen, Sie können also auch weiterhin leckere Dinge essen.

Die Nachteile einer Diät mit Mahlzeitenersatz sind:

Mahlzeiten Ersatze sind oft nicht wirklich schmackhaft und Sie werden es nicht ewig aushalten, sich mit ihnen zu ernähren.

Mahlzeitenersatzprodukte sind ziemlich teuer, insbesondere dann, wenn Sie die Produkte von großen Marken wie Weight Care kaufen.

Wenn Sie Ihre Diät mit Mahlzeitersatz beenden, werden Sie oft schnell wieder Gewicht zulegen. Nur wenn Sie Ihren Lebensstil langfristig wirklich ändern können, werden Sie ihr niedrigeres Gewicht beibehalten.

Natriumreduzierte Diät

Eine natriumarme Diät ("natriumarm") wird für Bluthochdruck und Nierenerkrankungen verschrieben. Bei einem veränderten Hormonsystem ist manchmal auch eine natriumarme Diät notwendig.

Allgemeine Richtlinien für eine natriumarme Diät sind:

- Der Verzicht auf Speisesalz;
- Produkte wie Bouillon-Tabletten, Aroma, Soßenpulver, Sojasauce, Sambal, Selleriesalz und Gewürzmischungen enthalten viel Tafelsalz und sind verboten;
- Lebensmittel mit viel Kochsalz während der Zubereitung;
- Im Falle einer gemäßigten oder strengen natriumreduzierten Diät muss die Verwendung folgender Lebensmittel eingeschränkt sein: "normales" Brot, "normaler" Käse, alle Arten von Fleischprodukten, Milch und Milchprodukten.

Das sind weitere Überlegungen zu einer natriumarmen Diät:

- verzehren Sie viele Kräuter;
- backen Sie Zwiebeln, Paprika, Tomaten, Pilze, Karotten oder etwas Knoblauch;
- verwenden Sie zum Zubereiten einer Suppe eine selbstgemachte Brühe;
- kochen Sie Gemüse kurz und in wenig Wasser;
- wählen Sie Gemüse, das auf natürliche Weise viel Geschmack hat.
- verwenden Sie viel rohes Gemüse;
- kochen Sie die Kartoffeln mit der Schale oder backen Sie sie im Ofen;
- Geben Sie salzarmem Brot mehr Geschmack durch die Garnierung mit Salat, Tomaten, Gurken oder Radieschen.
- Mit mehrfach ungesättigten Fettsäuren angereicherte, fett- und cholesterinreduzierte Ernährung

Das Ziel dieser Diät ist es, den Cholesterinspiegel im Blut zu senken. Diese Reduktion ist bei Herz-Kreislauf-Erkrankungen notwendig.

Allgemeine Richtlinien:

- Verzehren Sie nur wenige Lebensmittel, die reich an gesättigten Fetten sind.
- Verzehren Sie nur wenige Nahrungsmittel, die reich an Cholesterin sind.
- Verzehren Sie Lebensmittel, die reich an ungesättigten Fetten sind.
- Halten Sie Ihr Körpergewicht aufrecht.

  Wichtige Punkte für die Vorbereitung:
- Wählen Sie Zubereitungstechniken, bei denen wenig Fett verwendet wird.
- Verwenden Sie Linolsäure Öl, um einen Salat aufzupeppen oder zum Braten oder Backen von verschiedensten Gerichten.

Kohlenhydratarme und fettreiche Diät (LCHF: low carb high fat)

Eine kohlenhydratarme Ernährung zielt darauf ab, Körperfett zu verbrennen, anstatt beim Essen von Kohlenhydraten Fett im Körper zu speichern.

Allgemeine Richtlinien:

Verzehren Sie wenig kohlenhydratreiche Nahrungsmittel (weniger als 3 Gramm pro 100 Gramm Lebensmittel)

Essen Sie genug Fette, um Ihren täglichen Energiebedarf zu decken. Eine Diät, die meistens durchgeführt wird, um ein bestimmtes kosmetisches Ziel zu erreichen oder Gewicht zu reduzieren.

Man isst dabei weniger an Lebensmitteln, als man an Energie verbrennt. Um abzunehmen, wird empfohlen, pro Tag 2100 Joule weniger zu essen, als es für die eigene Größe, das eigene Gewicht und das Geschlecht als normal angesehen wird. Man muss dafür kleinere Mengen und / oder Produkte mit weniger Energie wie leichter Margarine und leichten alkoholfreie Getränke zu sich nehmen.

Der BMI, der Body-Mass-Index, ist ein Maß für das richtige Gleichgewicht zwischen Körpergröße und Körpergewicht.

Das Geschlecht spielt eine Rolle, weil Frauen mehr Körperfettanteil haben als Männer.

Die meisten Diäten konzentrieren sich auf die

Gewichtsreduzierung. Obwohl Menschen, die abnehmen möchten, am liebsten in kurzer Zeit viel abnehmen würden, ist dies auf lange Sicht nicht die richtige Art, eine Diät zu führen. Wenn Sie diese Art von Diät abbrechen, werden Sie bald wieder an Gewicht zunehmen, da Sie die Diät nicht strukturell angepasst haben.

Eine gute Ernährung besteht daher aus einer ausgewogenen Ernährung und Bewegung. Sport oder Bewegung wird nur dreimal pro Woche für mindestens 20 Minuten ausgeführt. Der Aufbau von Muskelmasse sorgt dafür, dass man mehr verbrennt und daher das neue Gewicht erhalten oder noch weiter abnehmen kann, weshalb das Nahrungsdreieck in "aktives Nahrungsdreieck" umbenannt wurde.

Eine Diät bedeutet nicht, so wenig wie möglich zu essen. Damit das Darmsystem richtig funktioniert, wird empfohlen, das Frühstück nicht auszulassen und täglich 3 Mahlzeiten zu sich zu nehmen. Darüber hinaus werden mindestens 3 Zwischenmahlzeiten pro Tag empfohlen, und es wird auch viel getrunken. Es wird nicht empfohlen, bis zu 3 Stunden vor dem Schlafengehen zu essen, da der Stoffwechsel im Schlaf langsamer wird und es zu weniger Verbrennungen kommt.

Jede gute Diät empfiehlt, täglich 1,5 bis 2 Liter Wasser zu trinken. Für jedes 10 kg Übergewicht werden 1 Liter zusätzlich empfohlen. Es wird aber auch empfohlen, nicht mehr als 10 Liter pro Tag zu trinken.

Diät aus spirituellen Gründen

In verschiedenen spirituellen Strömungen wird der Verzehr bestimmter Nahrungsmittel vorgeschrieben, um, das Bewusstsein so rein und ausgewogen wie möglich zu halten. Zum Beispiel ist im Yoga die sogenannte sattvische Diät bekannt, die nur aus Lebensmitteln besteht, die in die Kategorie "sattvisch" oder "pur" fallen. Diätetische Lebensmittel (Tamas) würden dann von der Ernährung ausgenommen, weil sie das Bewusstsein grob und / oder träge machen würden, darunter Alkohol, Fleisch, Fisch, Eier, Knoblauch (Zwiebeln, Knoblauch, Lauch), Blauschimmelkäse und Pilze. Daneben gibt es noch die Nahrungsmittel aus der sogenannten "mobilen" Kategorie (Rajas), wie Kaffee, Tee, Schokolade, kohlensäurehaltige Getränke und scharfe Kräuter, die in großen Mengen schlecht sind.

Eine Diät ist eine Zusammensetzung von Lebensmitteln. Die Zusammensetzung kann angepasst werden, um ein bestimmtes Ziel zu erreichen. Oft wird eine Diät angepasst, um den Energiewert der Mahlzeit zu senken oder zu erhöhen. Darüber hinaus kann eine Diät auch darauf abzielen, bestimmte Lebensmittel zu verbieten. Dies kann aus medizinischen, ideologischen oder religiösen Gründen geschehen. Die Zusammenstellung einer auf den Einzelnen zugeschnittenen Ernährung ist der Beruf eines Diätetikers.

Allgemeine Tipps für eine Diät

Wenn Sie mit einer Diät abnehmen möchten, ist das in Ordnung, es sollte jedoch immer auf verantwortungsvolle Weise geschehen. Im Folgenden möchten wir Ihnen einige Tipps geben, wie Sie einer Diät folgen können, und dies stets sicher, gesund und verantwortungsbewusst machen.

Tipp 1: Nehmen Sie es leicht. Natürlich möchten Sie so schnell wie möglich und so viel wie möglich abnehmen, aber Sie können sich nicht einfach selbst hungern lassen. Es hat gute Gründe, dass wir von den verschiedenen Arten von Crash-Diäten abraten, da diese Diäten einfach nicht gesund sind. Sie sollten beim Befolgen einer Diät ruhig und verantwortungsbewusst vorgehen.

Tipp 2: Suchen Sie beim Befolgen einer Diät professionelle Hilfe. Bei einigen Diäten erhalten Sie eine standardmäßige professionelle Anleitung zum Abnehmen. Dies ist jedoch nicht immer der Fall. Wenn es keine professionelle Unterstützung bei einer bestimmten Diät gibt, empfehlen wir Ihnen, Ihren Arzt in Ihren Ernährungsplan einzubeziehen oder einen Ernährungsberater um professionelle Unterstützung zu bitten. Durch professionelle Betreuung können Sie vermeiden, dass Sie durch eine bestimmte Diät gesundheitliche Probleme bekommen oder vielleicht zu weit gehen, wenn Sie einer Diät folgen.

Tipp 3: Hungern Sie sich nicht aus. Sich auszuhungern ist nicht nur äußerst unangenehm, sondern auch sehr ungesund. Sind sie mit Ihrer Diät den ganzen Tag hungrig?? Dann passt diese Diät nicht zu Ihnen und Ihre Ernährung ist sicher nicht gesund. Ergänzen Sie die Diät mit gesunden Zwischenmahlzeiten wie Karotten, Obst und gesunden Crackern oder folgen Sie einer anderen Diät, um gesund abzunehmen.

Tipp 4: Bewegen Sie sich ausreichend. Eine Diät kann sehr effektiv sein, aber es ist immer besser, gesunde Ernährung und Bewegung zu kombinieren, wenn Sie abnehmen möchten. Bewegen Sie sich mindestens eine halbe Stunde pro Tag und Sie werden die Ergebnisse, die Sie sich wünschen, viel schneller erreichen. Sie müssen nicht einmal ins Fitnessstudio gehen, um sich ausreichend zu bewegen, Sie können aber auch spazieren gehen oder mit dem Fahrrad zur Arbeit fahren, um sich ausreichend zu bewegen.

Künstliche Zusatzstoffe

Sind künstliche Aromen und Lebensmittelfarbstoffe schädlich?

Aromen und Farbstoffe in Lebensmitteln werden üblicherweise verwendet, um die natürlichen Eigenschaften der in Lebensmitteln enthaltenen chemischen Substanzen zu verbessern. Lebensmittelfarbstoffe können verwendet werden, um Lebensmittel attraktiv erscheinen zu lassen, während Lebensmittelgeschmacksstoffe hinzugefügt werden, um den vorhandenen Geschmack zu verbessern oder anderen weichen Produkten einen neuen Geschmack zu verleihen.

Zunehmend werden auch Lebensmittelzusatzstoffe verwendet, was Bedenken hinsichtlich ihrer Sicherheit und der potenziellen Gesundheitsrisiken aufwirft, die durch Zusatzstoffe entstehen können. Insbesondere die Auswirkungen auf die Entwicklung und das Verhalten von Kindern werden ständig diskutiert.

Was sind Geschmacksrichtungen?

Lebensmittelgeschmacksstoffe werden zugesetzt, um den Geschmack von Lebensmitteln zu verändern, z.B. um Produkte zu süßen oder ihnen einen neuen Geschmack zu verleihen. Lebensmittelaromen können auch zur Konservierung der Produkte beitragen oder sicherstellen, dass das Produkt über einen längeren Zeitraum frisch bleibt. Die Aromen dieser Lebensmittel können natürlich oder künstlich sein.

Ganze natürliche Lebensmittelaromen gelten im Allgemeinen als gesünder und sicherer, dies muss jedoch nicht immer der Fall sein. Beispielsweise ist der natürliche Mandelgeschmack eine Quelle für giftige Blausäure, während im künstlichen Mandelgeschmack keine solche Chemikalie vorhanden ist. Lebensmittelaromen verleihen Lebensmitteln keinen Nährwert und können im Verzehr manchmal schädlich sein. Geräucherte Lebensmittel gelten in erster Linie als krebserregend, werden jedoch wegen ihres besonderen Geschmacks geschätzt.

Was sind Lebensmittelfarbstoffe?

Lebensmittelfarbstoffe sind Farbstoffe, Pigmente oder andere chemische Substanzen, die einem essbaren Produkt hinzugefügt werden, um seine Farbe zu verändern oder zu verbessern. Sie können Lebensmitteln und Getränken sowie Medikamenten zugesetzt werden. Farbstoffe dienen dazu, Lebensmittel attraktiv aussehen zu lassen und den Erwartungen der Verbraucher an ein Produkt gerecht zu werden. Studien haben gezeigt, dass ein in der menschlichen Psyche ein Zusammenhang zwischen dem Geschmack und der erwarteten Farbe eines Lebensmittels besteht und dass die Farbe die Empfindungen während des Verzehrs beeinflussen kann. Die Farbstoffe der verwendeten Lebensmittel können natürlich, künstlich oder von Natur aus gegeben sein.

Wie wird die Sicherheit von Aroma- und Lebensmittelfarben bewertet?

Alle Mitgliedstaaten der Europäischen Union müssen strenge Vorschriften der Europäischen Behörde für Lebensmittelsicherheit (EFSA), die zur Europäischen Kommission gehört, befolgen. Die USA und viele andere Länder auf der ganzen Welt haben strenge Gesetze, die diesen Bereich regeln. Es ist wichtig anzumerken, dass diese Vorschriften mit den aktuellen wissenschaftlichen Erkenntnissen und Nachweisen hinsichtlich einer möglichen Toxizität von Lebensmittelzusatzstoffen übereinstimmen. Sie werden daher ständig überprüft, da neue Erkenntnisse über die Sicherheit und die möglichen gesundheitlichen Auswirkungen der verwendeten Lebensmittelzusatzstoffe aufkommen können.

Die Genehmigung zur Verwendung von Lebensmittelaromen und -farbstoffen hängt von der Fähigkeit der Stoffe ab, vor der Zulassung in jedem Mitgliedstaat ein breites Spektrum an Toxizitätstests zu bestehen. Es sei darauf hingewiesen, dass neun heute in den USA weit verbreitete Farbstoffe in gewissem Maße als gefährlich erwiesen gelten, indem sie Karzinogenität, Genotoxizität oder Überempfindlichkeit hervorrufen.

Welche Risiken sind mit dem Verzehr von Lebensmittelzusatzstoffen verbunden?

Obgleich Lebensmittelzusatzstoffe eine Reihe von Sicherheitstests bestehen müssen, wird über einige Substanzen wegen ihrer möglichen schädlichen Auswirkungen ständig diskutiert. Zu den Gesundheitsrisiken im Zusammenhang mit dem Verzehr künstlicher Zusatzstoffe gehören:

- allergische Reaktionen und Überempfindlichkeit gegen Nahrungsmittel
- die Verschlimmerung Asthmatischer Symptome
- Bauchschmerzen, Durchfall und Erbrechen

Die wachsende Aufmerksamkeit konzentriert sich auf eine Gruppe von Lebensmittelfarben, die als Azofarbstoffe bezeichnet werden. Nach dem Verzehr werden die chemischen Substanzen in Azofarbstoffen von den Darmbakterien in einer Reaktionskette metabolisiert und werden dann zu potenziell krebserregenden Produkten. Die klinischen Wirkungen hängen jedoch von der Menge der aufgenommenen Farbe ab, typischerweise werden vernachlässigbaren Mengen verzehrt. Azofarbstoffe neigen dann dazu, schlecht in den Blutstrom aufgenommen zu werden. Es wurden jedoch neue Bedenken hinsichtlich der Toxizität bei der Verwendung bestimmter Farbstoffe aufgrund ihrer Fähigkeit, an menschliches Serumalbumin zu binden, geäußert.

Darüber hinaus wurde die Besorgnis angesichts eines möglichen Zusammenhangs zwischen Lebensmittelzusatzstoffen und neurologischer Entwicklung, einschließlich der Aufmerksamkeitsdefizit-Hyperaktivitätsstörung (ADHS) bei Kindern, aufgelöst. Weltweit wurde eine Reihe wichtiger Studien durchgeführt, um den möglichen Zusammenhang zwischen Lebensmittelfarbe und ADHS bei Kindern (in den Jahren 2004, 2007 und 2012) zu untersuchen, bisher wurden jedoch keine schlüssigen Beweise gefunden. Eine im Jahr 2012 durchgeführte Studie hat jedoch Hinweise gegeben, dass Kinder mit ADHS eine signifikante Verbesserung ihrer Erkrankung zeigen, wenn die Menge an Lebensmittelfarbstoffen in ihrer Ernährung begrenzt ist.

Die EFSA- und FDA-Gremien haben aus diesen jüngsten

Beweisen geschlossen, dass dieser Zusammenhang nun weitere Explorationsstudien erfordert.

Lebensmittelzusatzstoffe können auch allergische Reaktionen hervorrufen, einschließlich Anaphylaxie und Asthma. Überempfindlichkeitsreaktionen auf bestimmte Lebensmittel treten vor allem bei Kindern häufiger als je zuvor auf, und es besteht die Notwendigkeit, den möglichen Zusammenhang zwischen allergischen Reaktionen und Lebensmittelfarbstoffen und -aromen weiter zu untersuchen.

Abschluss

Als ich mit dem Schreiben dieses Buches begann, hatte ich 107 Kilo bei wenig Muskelmasse und viel Fett. Bei nur wenig Bewegung kam ich ins Schnaufen, an Laufen oder irgendwelche anderen Sportarten dachte ich gar nicht mehr. Ich verspürte erste Anzeichen von Gelenksschmerzen (zunächst nur nach langen Arbeitstagen, später schon wenige Stunden nach dem Aufstehen) und fühlte mich oft energielos, gedrückt und unzufrieden mit meinem Körper. 14 Monate später wog ich 72 Kilo. Ich hatte intensiv recherchiert und meinen Lebensstil radikal umgestellt. Ich begann, mit dem Rad zu fahren, zunächst sehr kurze Strecken, später fuhr ich an drei von fünf Tagen mit dem Rad zur Arbeit. Ich aß weniger oft Fleisch, fettes, salz- und zuckerhaltige Speisen und reduzierte den Konsum von Fast Food wie Pommes, Chips, Burger, Schokolade und Fertiggerichten zunächst nur wenig, später immer mehr. Ich begann, zu Inhaltsstoffen im Internet und verschiedener Ernährungsliteratur zu recherchieren und die Inhaltsangaben auf Lebensmittelverpackungen zu lesen. Ich achtete darauf, welche Lebensmittel ich zu mir nahm, und die für den Menschen wichtigen Nährstoffe in den richtigen Maßen einzunehmen. Ich begann, auf die ethische Vertretbarkeit meiner Ernährung zu achten und nahm mir viel mehr Zeit, meine Ernährung zu planen.

Zwei Jahre, nachdem ich begann, mich intensiv mit Ernährung und gesundes Leben zu beschäftigen, fühle ich mich besser, gesünder und energiereicher als in meinem 25. Lebensjahr. Ich will dabei nicht behaupten, dass es immer gut und einfach läuft. Immer wieder ertappe ich mich dabei, an ungesundes Essen zu denken, auf dem Weg nach Hause bei den altbekannten Fast-Food-Ketten vorbeizuschauen, eine meiner geplanten Fahrradtouren auszusetzen und an Wochenenden lieber vor dem Fernseher sitzen zu bleiben. Es geht nicht darum, perfekt zu werden! Fehler und Ausrutscher sind absolut normal und menschlich, und es wäre nicht hilfreich, sich an einer Vorstellung von Perfektion zu messen. Ernährung und gesunde Lebensweise besteht aus vielen winzigen Schritten und kleinen Erfolgen. Es geht nicht darum, sofort einen perfekten Ernährungsplan zu erstellen und einzuhalten, es geht nicht darum, jeden Tag optimal und in Einklang mit der Umwelt zu leben und nie Fehler zu machen. Es geht darum, jeden Tag darauf zu achten, schrittweise und im Einklang mit den persönlichen Möglichkeiten die richtigen Handlungen zu setzen, die letztendlich zur Erfüllung einer gesunden, nachhaltigen, wohltuenden und angenehmen Lebens- und Ernährungsweise führen sollen.

Eins werden Sie sich an dieser Stelle fragen: wie geht es Irene heute? Zunächst die traurige Nachricht: Es stimmt, Arthrose ist nicht heilbar. Aber sie lässt sich behandeln und man kann daran arbeiten, ihre Symptome so weitgehend wie möglich zu reduzieren. Ich bin stolz darauf, sagen zu können, dass Irene meinen Lebenswandel mitgemacht hat. Sie hat viel Gewicht verloren, ernährt sich gesünder und bewegt sich mehr. Tatsächlich machen wir fast jedes Wochenende Fahrradtouren, genau wie ich sie in meiner Kindheit mit meiner Familie machte. Doch das wichtigste ist, dass sie deutlich glücklicher ist als zu Beginn ihrer Erkrankung. Heute hat meine Frau, unter Anwendung von Medikamenten, Physiotherapie und viel Bewegung, deutlich weniger Beschwerden und fühlt sich in ihrer neuen Form wohl. Sie haben richtig gelesen - seit 6 Monaten sind Irene und ich ein Ehepaar. Als ich sie einmal bat, ein paar Zeilen meines Buches zur Korrektur zu lesen, sagte sie mir etwas, an das ich mich sinngemäß erinnern kann: wenn du damit nur eine Person dazu bringen kannst, ihr Leben so zu ändern, wie wir unseres geändert haben, hast du etwas sehr Gutes geschafft.

Rechtliches und Impressum

Haftungsausschluss

Der Inhalt dieses Buches wurde mit großer Sorgfalt geprüft und erstellt. Für die Vollständigkeit, Richtigkeit und Aktualität der Inhalte kann jedoch keine Garantie oder Gewähr übernommen werden. Der Inhalt dieses Buches repräsentiert die persönliche Erfahrung und Meinung des Autors und dient nur dem Unterhaltungszweck. Der Inhalt sollte nicht mit medizinischer Hilfe verwechselt werden. Es wird keine juristische Verantwortung oder Haftung für Schäden übernommen, die durch kontraproduktive Ausübung oder Fehler des Lesers entstehen. Es kann auch keine Garantie für Erfolg übernommen werden. Der Autor übernimmt daher keine Verantwortung für das nicht – Erreichen der im Buch beschriebenen Ziele. Dieses Buch enthält Links zu anderen Webseiten. Auf den Inhalt dieser Webseiten hat der Autor keinen Einfluss. Deshalb kann auf diesen Inhalt auch keine Gewähr übernommen werden. Die verlinkten Seiten wurden zum Zeitpunkt der Verlinkung auf mögliche Rechtsverstöße überprüft. Für die Inhalte der verlinkten Seiten ist aber der jeweilige Anbieter oder Betreiber der Seiten verantwortlich. Rechtswidrige Inhalte konnten zum Zeitpunkt der Verlinkung nicht festgestellt werden.

Impressum

Autor Ulrich van Eisenbörg wird vertreten durch:
Johann Hoffmann
Maulacherstraße 27
74564 Crailsheim
hoffmann_info@web.de

Quellenangabe

1 The Wheel of Five: Fact Sheet (2017) https://mobiel.voedingscentrum.nl/Assets/Uploads/voedingscentrum/Documents/Professionals/Pers/Factsheets/English/Fact%20sheet%20The%20Wheel%20of%20Five.pdf (PDF, Zugriff: 29.04.2019)

2 Wolf Fabian/Krieft, Katrin (12.01.2017): Zuckerkonsum: Zucker in Zahlen.
https://www.swr.de/odysso/zuckerkonsum-in-zahlen/-/id=1046894/did=18581030/nid=1046894/17x5mpm/index.html (Zugriff: 27.04.2019)

3 Stern.de: Übergewichtige Kinder: Generation XXL. https://www.stern.de/panorama/wissen/mensch/uebergewichtige-kinder-generation-xxl-3074742.html (Zugriff: 27.04.2019)

4 Kinderaerzte-im-Netz (30.10.2018): Übergewicht (Fettsucht/Adipositas): Auswirkungen. https://www.kinderaerzte-im-netz.de/krankheiten/uebergewicht-fettsuchtadipositas/auswirkungen/ (Zugriff: 27.04.2019)

5 Gerhard, Saskia (18.06.2017): Trinkwasser: Trinkt mehr Leitungswasser!
https://www.zeit.de/wissen/gesundheit/2017-06/trinkwasser-leitung-gesundheit-umwelt-schadstoffe-bakterien (Zugriff: 27.04.2019)

6 Waterfield, Bruno (17.09.2013): Sugar is 'addictive and the most dangerous drug of the times'. https://www.telegraph.co.uk/news/worldnews/europe/netherlands/10314705/Sugar-is-addictive-and-the-most-dangerous-drug-of-the-times.html (Zugriff: 29.04.2019)

7 De Morgen (14.08.2013): Waarom is diëten voor dikke mensen zo vaak een verloren zaak? https://www.demorgen.be/nieuws/waarom-is-dieten-voor-dikke-mensen-zo-vaak-een-verloren-zaak~b15a0be7/ (Zugriff: 29.04.2019)

8 agrarheute.com (09.01.2018): Deutsche Zuckerproduktion wächst

kräftig. https://www.agrarheute.com/markt/analysen/deutsche-zuckerproduktion-waechst-kraeftig-541639 (Zugriff: 27.04.2019

Printed in Poland
by Amazon Fulfillment
Poland Sp. z o.o., Wrocław

17511464R00085